GERD TOLLE

NEUE FIGUR
NEUES LEBEN

Abnehmen ohne Diät

Über den Autor: Gerd Tolle

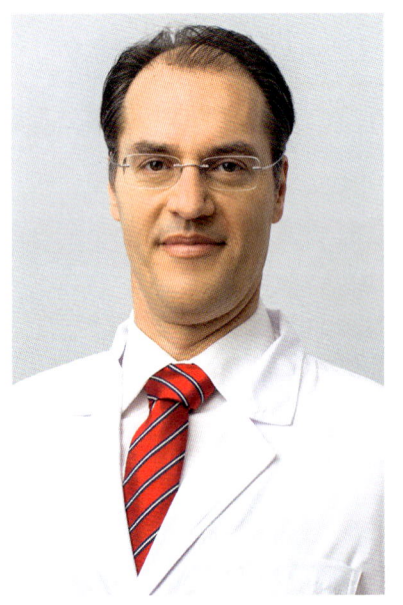

Diplom Oecotrophologe Gerd Tolle studierte Ernährungswissenschaften an der Justus-Liebig-Universität Giessen. Nach seinem Studium arbeitete er in der Entwicklungsabteilung von Novartis, einem der führenden Pharmaunternehmen weltweit. Im Rahmen seiner über 10-jährigen Auslandstätigkeit, unter anderem in Japan sowie im Mittleren Osten, gelang es ihm, ein breites Wissen im Bereich Diätforschung und Ernährungsmanagement zu erlangen, welches in Deutschland zu diesem Zeit so noch nicht bekannt war.

In seinem gesamten akademischen, sowie beruflichen Werdegang war Gerd Tolle immer von dem Gedanken fasziniert, an der Entwicklung sowie Vermarktung von Wirkstoffmechanismen beim Abnehmen zu arbeiten, die als nachhaltig angenommen werden. In diesem Zusammenhang verfasste er bereits früh eigene Fachpublikationen zum Thema Energiestoffwechsel sowie zum Ausmass der Umwandlung von Kohlehydraten in Fett im menschlichen Körper. Zusammen mit Dr. Hari Sven Krishnan, welcher an der Humboldt-Universität im Bereich Pharmazie promovierte und neben einer praktischen Ausbildung als Apotheker, sowie leitenden Positionen bei verschiedenen führenden Pharmaunternehmen ebenfalls über entsprechende Erfahrung verfügt, lancierte er in Deutschland im Jahr 2015 die Marke Refigura.

Inhaltsverzeichnis

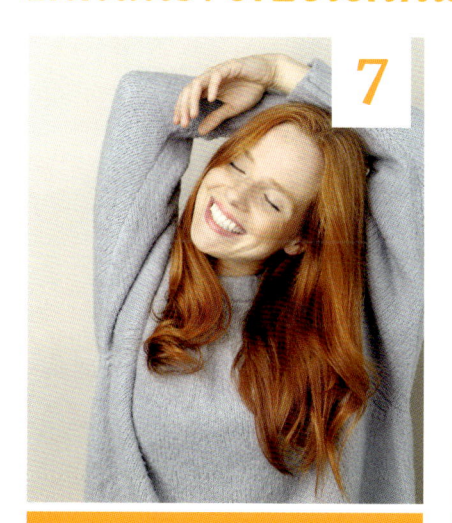

Kapitel 1 — 7

Der Traum von einer guten Figur

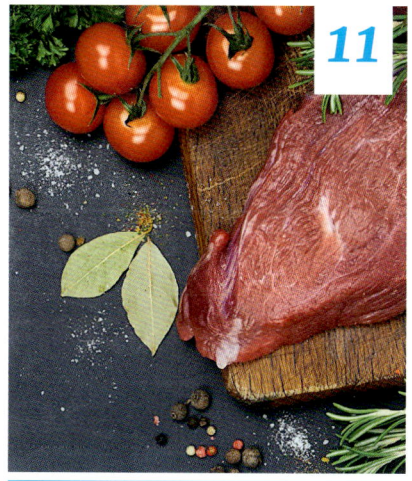

Das Lebensgefühl »schlank« 8

Schlanksein der Gesundheit zuliebe 10

Kapitel 2 — 11

Was ist das Geheimnis einer guten Figur?

Die 3 Prinzipien 12

Die 7 Häufigsten Fehler beim Abnehmen 15

Abnehmen mit Medikamenten – Traum oder Albtraum? 34

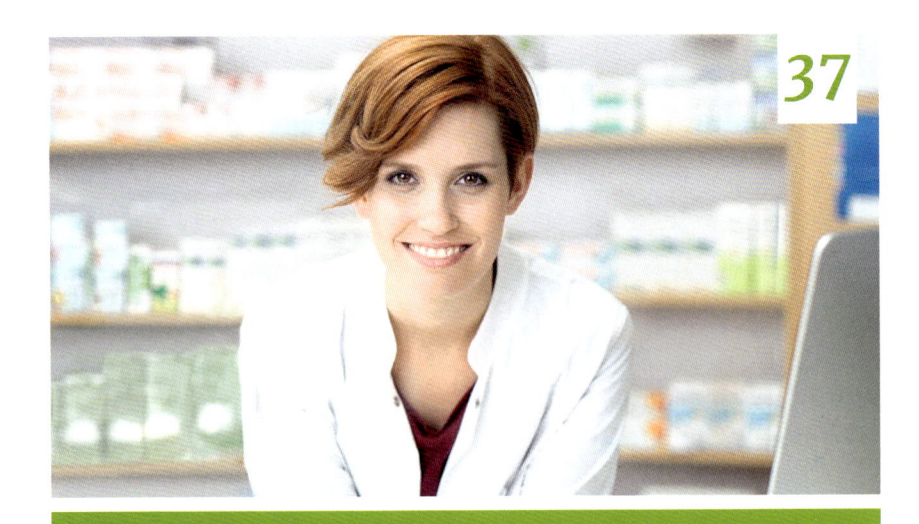

Kapitel 3

Entdecken Sie Refigura

Was ist Refigura? 38

Wie wirkt Refigura? 39

Refigura als
»Kalorienschwamm« 39

Reduktion des Hungergefühls 41

Vorbeugung von
Heißhungerattacken 42

100 Prozent Natur –
Die Inhaltsstoffe von Refigura 44

Was unterscheidet Refigura
von anderen Diät-Präparaten? .. 45

Ist Refigura
gesundheitsschädlich? 47

Refigura kann ihr
Leben ändern 49

INHALT

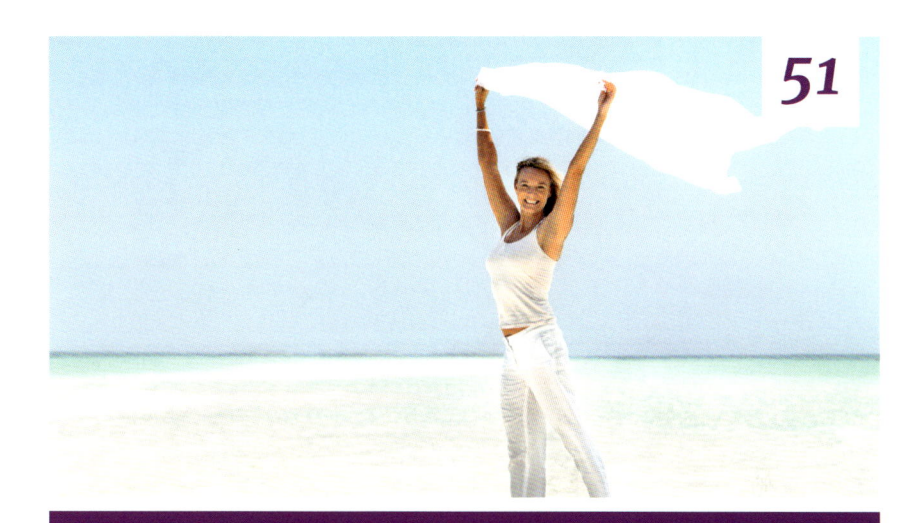

51

Kapitel 4

Ihr schlankes, gesundes Ich

20 Tipps, um schlank
zu werden......................53

Geheimnisse der
Hollywood-Ikonen......................96

Tipps und Übungen für einen
schlanken Bauch.........................112

Die richtige Kombination
aus Kohlenhydraten und
Proteinen......................114

Linsen-Rezepte...........................116

Haferflocken-Rezepte 118

Süßkartoffeln-Rezepte...............120

Quinoa-Rezepte 122

Weiße Bohnen-Rezepte 124

Sport für einen
flachen Bauch 126

INHALT

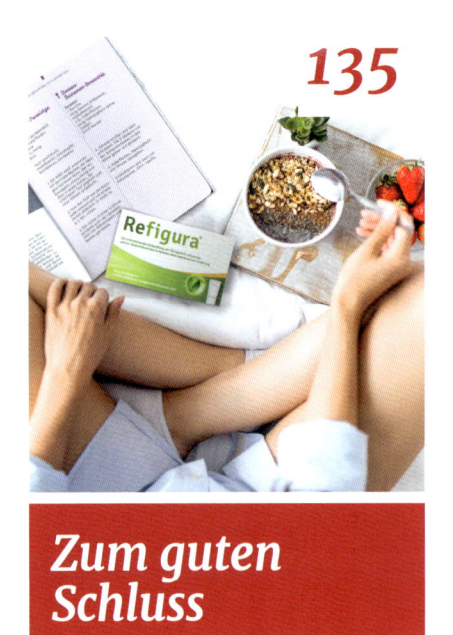

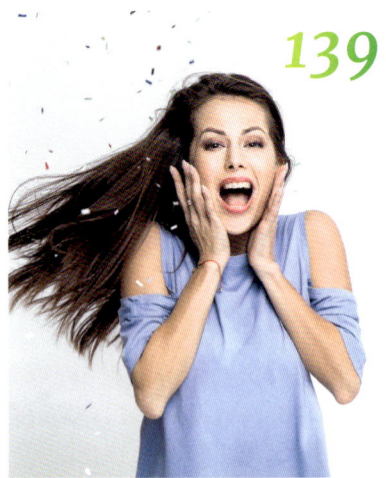

135

Zum guten Schluss

139

Anhang

Die Energiedichte 140

Zum Nachlesen

Über den Autor 2
Register 146
Impressum 148

1

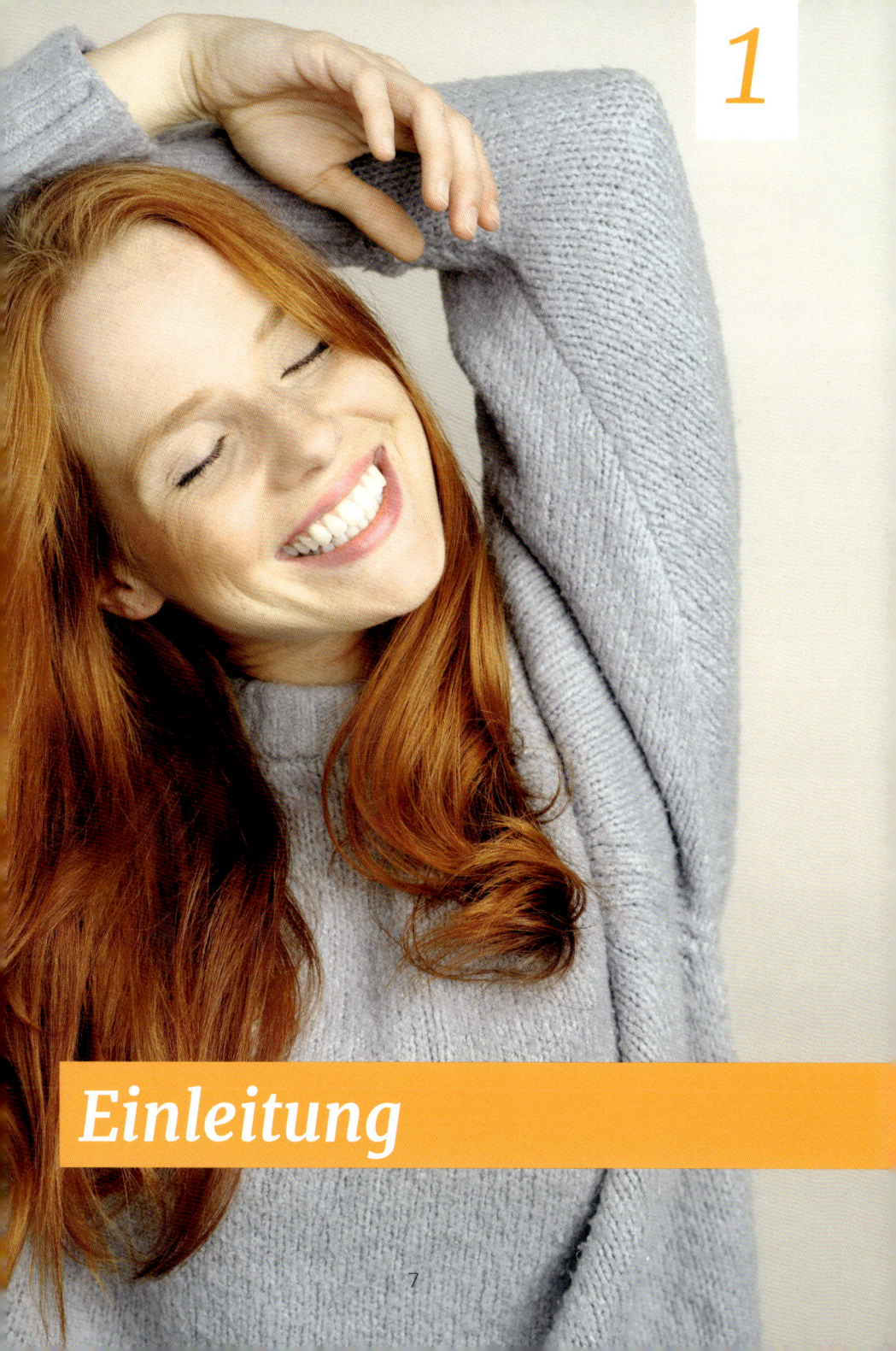

Einleitung

Der Traum von einer guten Figur

Endlich abnehmen – wie oft haben Sie sich das schon vorgenommen? Wie stark ist Ihr Wunsch nach einer Traumfigur?

Die meisten Menschen begleitet dieser Wunsch ein ganzes Leben lang, angefangen in den frühen Jugendjahren. Ein schöner Körper gilt als Schönheitsideal, das nicht nur von außen diktiert wird. Im Gegenteil: Selbst der aktuelle Trend von XXL-Models schwächt die Hoffung auf eine schlanke Silhouette bei den wenigsten Menschen mit Übergewicht ab.

Diese Plus-Size-Models sind schließlich kein Maßstab, es handelt sich hierbei meist um kurvige Frauen, die die Kilos am rechten Fleck tragen. Die Realität sieht leider häufig anders aus. Die meisten, die unter Übergewicht leiden, empfinden sich als unförmig, unattraktiv, wabbelig und manchmal sogar als abstoßend.

Schlank zu sein, ist ein Idealbild, das die meisten gerne erreichen würden. Wie oft haben Sie schon in einer Umkleidekabine gestanden und kämpften gegen die Frustration an, wenn die schönsten Kleidungsstücke nicht so saßen, wie erhofft? Wie oft sind Sie erschrocken, wenn Sie sich auf Schnappschüssen gesehen haben und feststellen mussten, dass sich unschöne Fettpölsterchen über den Hosenbund rollen? Sie blicken in den Spiegel und finden sich einfach nicht attraktiv?

Das Problem kann keiner schönreden. Wer sich in seinem Körper nicht gefällt, entwickelt häufig Minderwertigkeitskomplexe und ein schwaches Selbstwertgefühl. Was andere da sagen, ist zweitrangig. Sie müssen sich gefallen.

Das Lebensgefühl »Schlank«

Haben Sie sich schon einmal gefragt, wie Ihr Leben aussehen könnte, wenn Sie schlank wären? Sie könnten ganz andere Kleidung tragen, mutiger sein, sich

EINLEITUNG: DER TRAUM VON EINER GUTEN FIGUR

Stellen Sie sich vor:

- Sie sind beliebter
- Man beachtet Sie mehr
- Sie wirken attraktiver auf das andere Geschlecht
- Sie werden positiver wahrgenommen
- Sie fühlen sich in Gesellschaft anderer viel wohler, gewinnen neue Freunde

auffälliger kleiden. Menschen, die mit ihrem Körper zufrieden sind, haben eine positive Ausstrahlung. Sie wirken insgesamt zufriedener, ausgeglichener, glücklicher. Wer sein Äußeres mag, bewegt sich anders, präsentiert sich anders. Ihre Wirkung auf Ihr Umfeld ist insgesamt deutlich vorteilhafter. Eine schlanke Figur kann die gesamte Lebensqualität steigern.

Selbst der berufliche Erfolg wird durch die Figur beeinflusst. In verschiedenen Umfragen gaben Personalentscheider an, dass sie in Bewerbungsphasen schlankeren Bewerbern gegenüber übergewichtigen bei ähnlicher Qualifikation den Vorrang geben.

Der Grund hierfür: Schlanke Menschen wirken dynamischer. Sie können sich agiler bewegen und strahlen außerdem mehr Energie aus. Darüber hinaus verbindet die Gesellschaft Schlankheit mit Disziplin, Ausdauer und Verantwortungsbewusstsein – Qualitäten, die auch in beruflicher Hinsicht gewünscht sind.

Wer hingegen übergewichtig ist, gerät in den Verdacht, sich gehen zu lassen, sowie nachlässig und undiszipliniert zu sein. Übergewichtige wirken träge und behäbig – Eigenschaften, die in keinem Beruf von Vorteil sind. Darüber hinaus fürchten viele, dass Übergewichtige häufiger mit gesundheitlichen Problemen zu kämpfen haben. Kurz: Die Traumfigur kann nicht nur das Privatleben positiv beeinflussen, sondern auch die Karriere fördern.

Ein Wundermittel kann Ihnen nicht den Weg zur Traumfigur ebnen. Ebenso kann Ihnen niemand versprechen, dass eine gute Figur allein der Schlüssel zu einem glücklichen Leben ist. Ihre

EINLEITUNG: DER TRAUM VON EINER GUTEN FIGUR

Gefühle spielen für Ihr Wohlbefinden die entscheidende Rolle.

Wenn Sie über einen langen Zeitraum hinweg an Figurproblemen gelitten und sich nicht wohl gefühlt haben, kann die Traumfigur jedoch tatsächlich Ihr persönlicher Schlüssel zu einem besseren Leben sein.

Schlanksein der Gesundheit zuliebe

Nicht nur emotionale Argumente sprechen für Abnehmen. Übergewicht ist mit gesundheitlichen Risiken verbunden. Ein zu hohes Gewicht belastet die Gelenke und schwächt die Kondition. Diabetes und ein überhöhter Cholesterinspiegel gehen mit Übergewicht häufig Hand in Hand. Übergewichtige leiden deutlich häufiger an Erkrankungen des Herz-Kreislauf-Apparats. Wer zu viel Gewicht mit sich herumschleppen muss, kann sich beim Sport nicht ausreichend bewegen.

Überflüssige Pfunde lassen es nicht zu, alle Körperpartien genügend zu trainieren. Weitere Folgen von Übergewicht sind Bluthochdruck, schlechte Blutwerte, Verfettung der Leber, Magenprobleme, Durchblutungsstörungen, Kreislaufbeschwerden etc.

Übergewicht hemmt zudem die Fruchtbarkeit und sorgt nicht selten für Risikoschwangerschaften.

All das wissen Sie vermutlich. Und dennoch gelang es Ihnen bisher nicht, Ihr Übergewicht zu bekämpfen und Ihre Traumfigur zu verwirklichen. Warum ist das so? Die Antwort der meisten Betroffenen ist schlichtweg: Abnehmen ist so schwer!

2

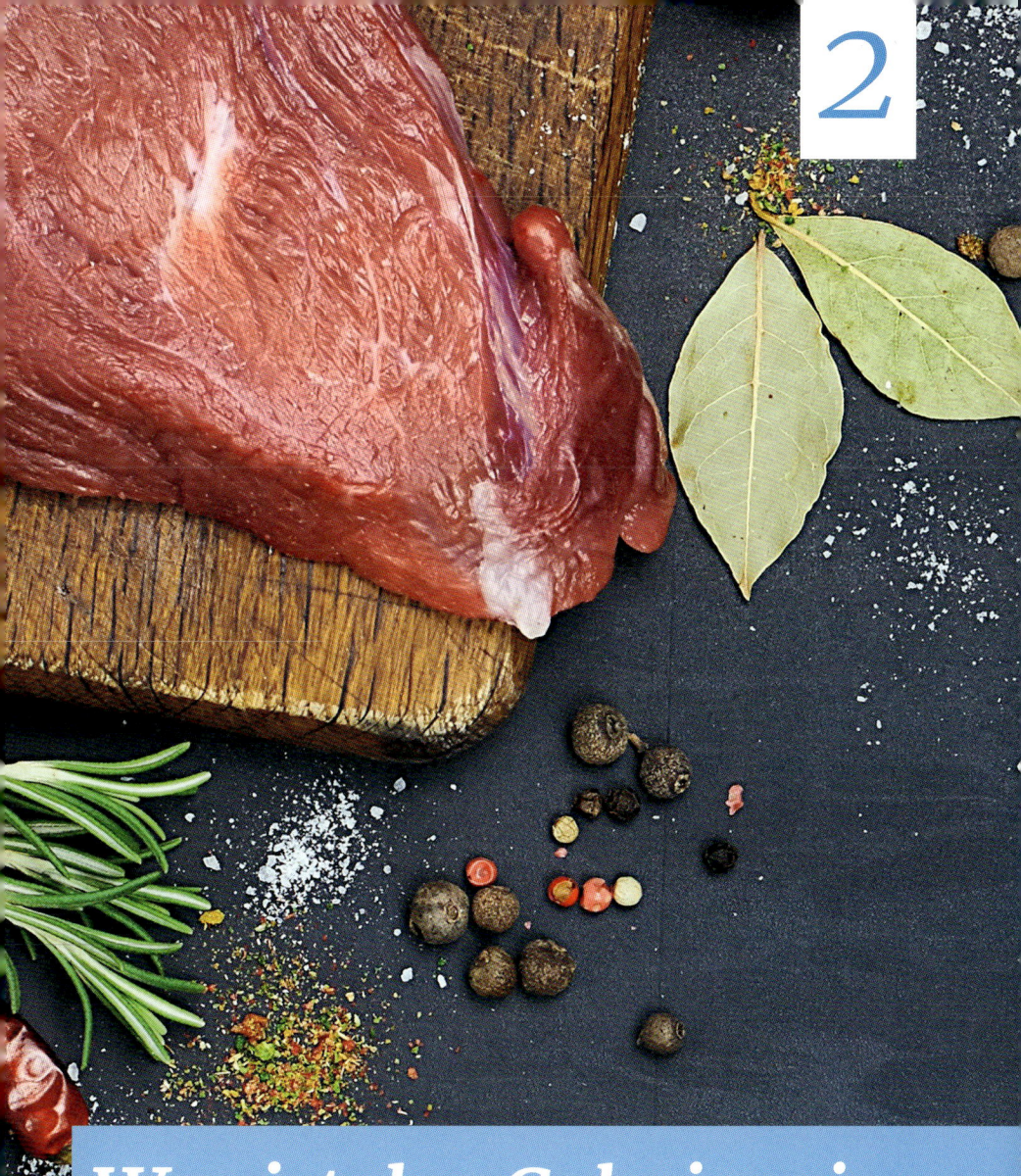

Was ist das Geheimnis einer guten Figur?

Was ist das Geheimnis einer guten Figur?

Es gibt eigentlich kein Geheimnis.

Wir alle wissen Bescheid über die Schlüssel zu einer guten Figur sind. Und gerade dieses Wissen entmutigt und signalisiert uns, dass Abnehmen schwer, ja fast unmöglich ist.

Im Wesentlichen führt der Weg zur Traumfigur über diese drei Disziplinen:

> Gesunde Ernährung
> Bewegung
> Angemessene Lebensweise

Über die Ernährung steuern wir, welche Nährstoffe und wie viele Kalorien unser Körper aufnimmt. Bewegung und Ihr allgemeiner Lebensstil sind ausschlaggebend dafür, wie viele Kalorien Sie verbrennen. Im Idealfall halten sich Kalorienaufnahme und -verbrauch relativ genau die Waage. In diesem Fall halten Sie Ihr Gewicht ungefähr gleich. Verbrennt der Körper mehr Kalorien, als er zur Verfügung hat, muss er seine (Fett-)Reserven angreifen und Fett verbrennen. Der Körper verliert Gewicht. Sie nehmen ab.

Bei der Ernährung spielt die Art der verzehrten Kalorien eine große Rolle. Nicht alle Stoffe kann der Körper gleichermaßen abbauen. Fette und Zucker führen eher zu Übergewicht als z.B. komplexe Kohlenhydrate Unterm Strich ist jedoch die verfügbare Energie entscheidend für Ihr Gewicht – also wieviele Kalorien tatsächlich vom Darm ins Blut gelangen.

Mit Sport und allgemeiner Bewegung können wir den Kalorienverbrauch vergrößern. Doch weitere Faktoren wie der Stoffwechsel scheinen aus unserem Gewicht ein Buch mit sieben Siegeln zu machen. Bremst eine falsche Lebensweise den Stoffwechsel, hilft es wenig, die Kalorienzufuhr zu reduzieren. Wie

2 | WAS IST DAS GEHEIMNIS EINER GUTEN FIGUR?

oft hören Sie Menschen sagen, Sie hätten doch alles richtiggemacht und würden trotzdem nicht abnehmen? Gewicht zu verlieren ist tatsächlich eine Wissenschaft für sich. Deshalb scheitern so viele Menschen beim Abnehmen.

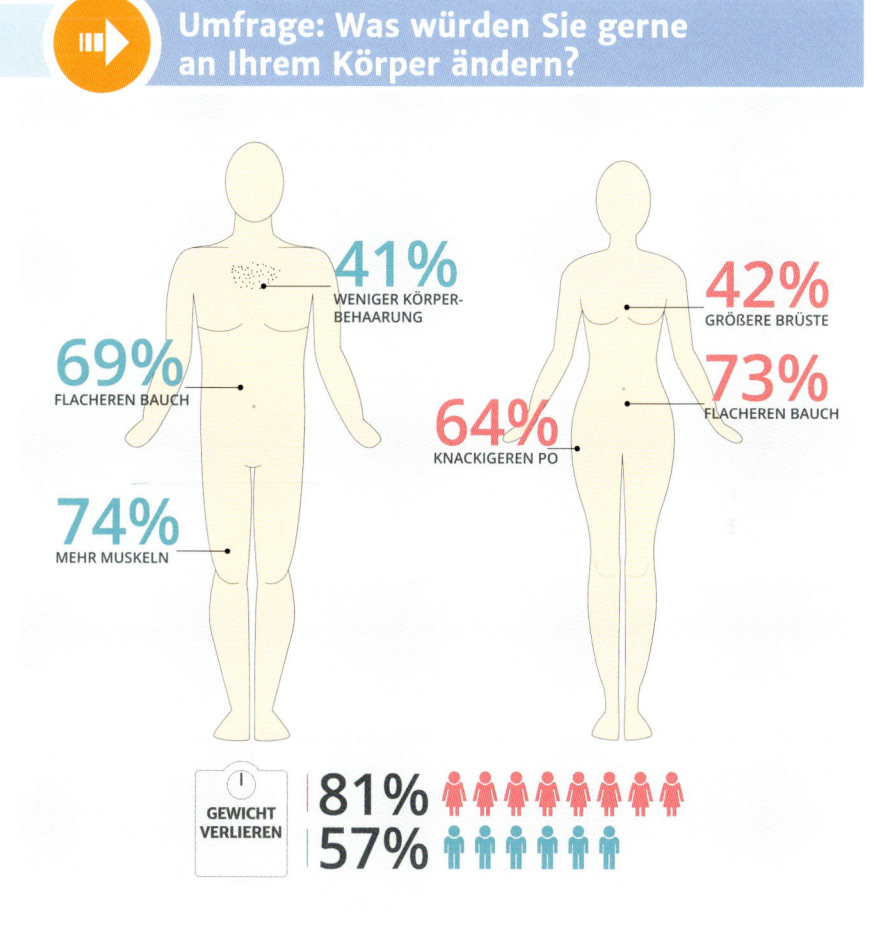

Umfrage: Was würden Sie gerne an Ihrem Körper ändern?

- 41% WENIGER KÖRPERBEHAARUNG
- 69% FLACHEREN BAUCH
- 74% MEHR MUSKELN
- 42% GRÖSSERE BRÜSTE
- 73% FLACHEREN BAUCH
- 64% KNACKIGEREN PO

GEWICHT VERLIEREN
- 81% (Frauen)
- 57% (Männer)

Quelle: NEUN Magazin Deutschland, 1000 Befragte, 20–35 Jahre, mindline media

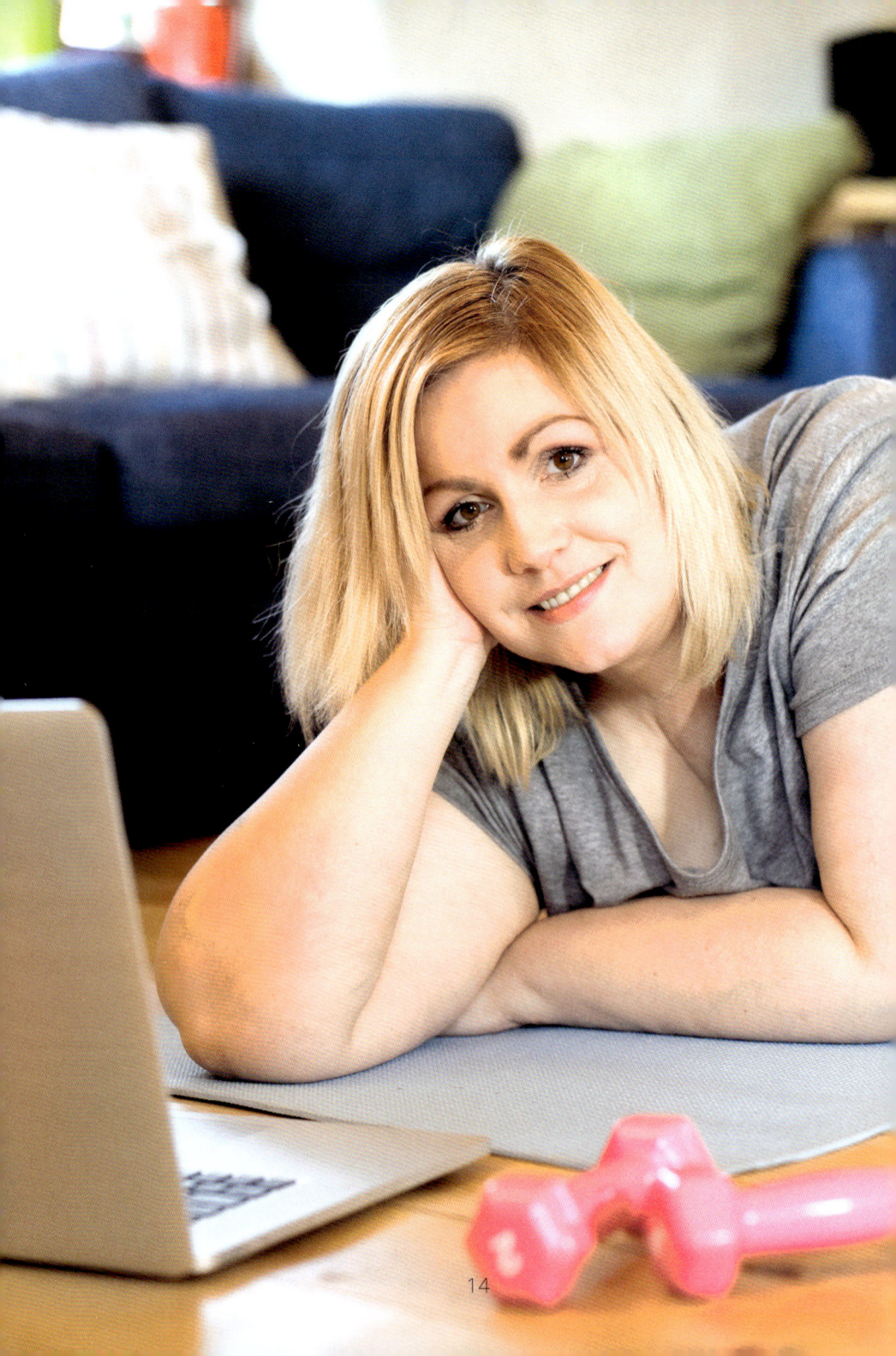

Die 7 häufigsten Fehler beim Abnehmen

Wenn Sie diesen Ratgeber in den Händen halten, haben Sie wahrscheinlich schon eine regelrechte Odyssee hinter sich. Brigitte-Diät, Kohlsuppe, Protein-Shakes und radikale Null-Diät – alles schon ausprobiert? Offensichtlich hat nichts geholfen, sonst würden Sie diese Zeilen nicht lesen. Das entmutigt und frustriert und führt oft zu der Ansicht: »Ich nehme einfach nicht ab!« Die gute Nachricht ist jedoch: Jeder kann abnehmen, auch Sie! Sie müssen es nur richtig machen.

Vergessen Sie mühsame Diäten und streichen Sie sie aus Ihrem Abnehmprogramm. Vermeiden Sie die häufigsten Fehler, die deutsche Frauen beim Abnehmen seit langem machen. Dann haben Sie bereits einen großen Schritt auf dem Weg zur Traumfigur getan.

Dies sind die häufigsten Fehler

- 1. Die **Ziele zu hoch** stecken
- 2. **Crash-Diäten** machen
- 3. Allzu sehr auf **Obst** setzen
- 4. **Mahlzeiten** aus dem Tagesplan **streichen**
- 5. Nicht genügend **trinken**
- 6. **Diätprodukten** vertrauen
- 7. Fehler beim **Sporttreiben**

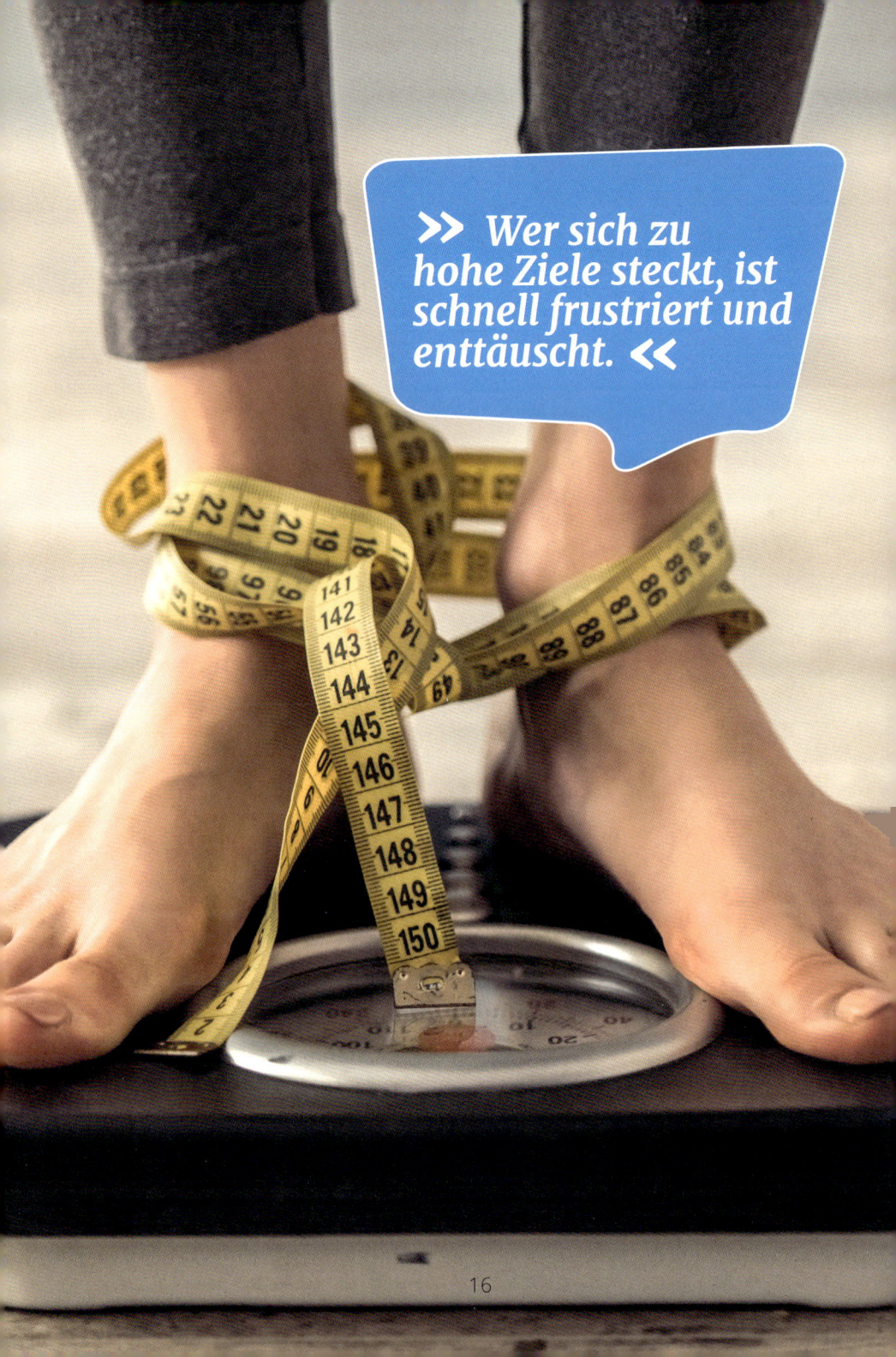

>> **Wer sich zu hohe Ziele steckt, ist schnell frustriert und enttäuscht.** <<

1. Die Ziele zu hoch stecken

Es sind nur noch vier Wochen bis zum Badeurlaub–, und Sie möchten unbedingt wieder im Bikini eine gute Figur machen? Sie heiraten in zwei Monaten und würden bis dahin am liebsten 20 kg weniger wiegen? Reißerische Überschriften in Zeitschriften wie »In 5 Tagen zur Traumfigur« erwecken den Eindruck, das sei möglich.

Die Realität sieht leider anders aus. Überzogene Ziele beim Abnehmen lassen sich nicht auf gesunde Weise erreichen. Solche überzogenen Ziele sind leider so gut wie gar nicht auf gesundem Weg zu erreichen. Am Anfang einer Diät purzeln Kilos relativ schnell, da der Körper in der Regel erst einmal ordentlich an Flüssigkeit verliert. Doch schnell stagniert die Abnahme. Wer sich zu hohe Ziele gesteckt hat, ist schnell frustriert und enttäuscht. Wenn das Gewicht eine Zeitlang gleich bleib, geben die meisten das Abnehmen rasch wieder auf.

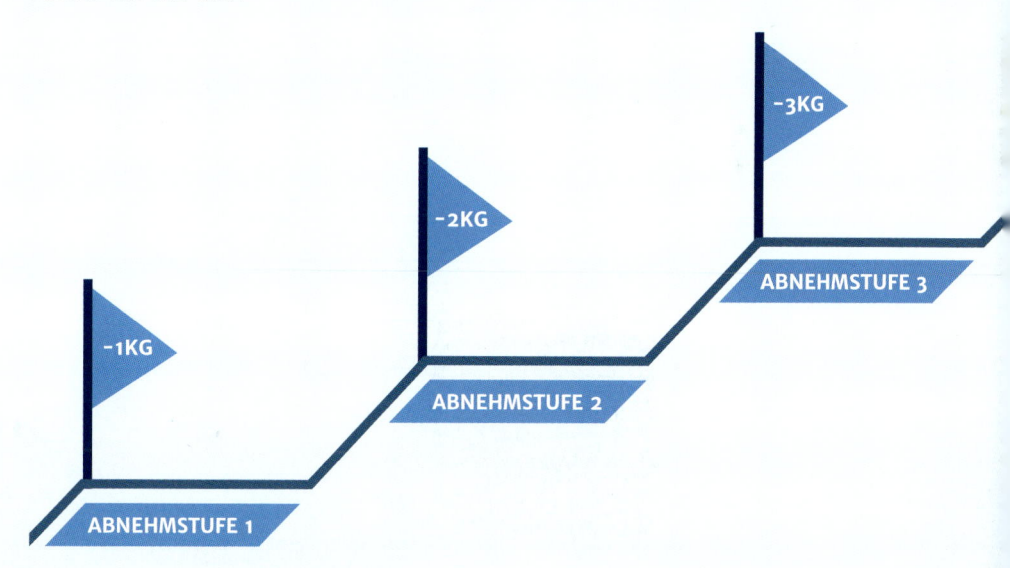

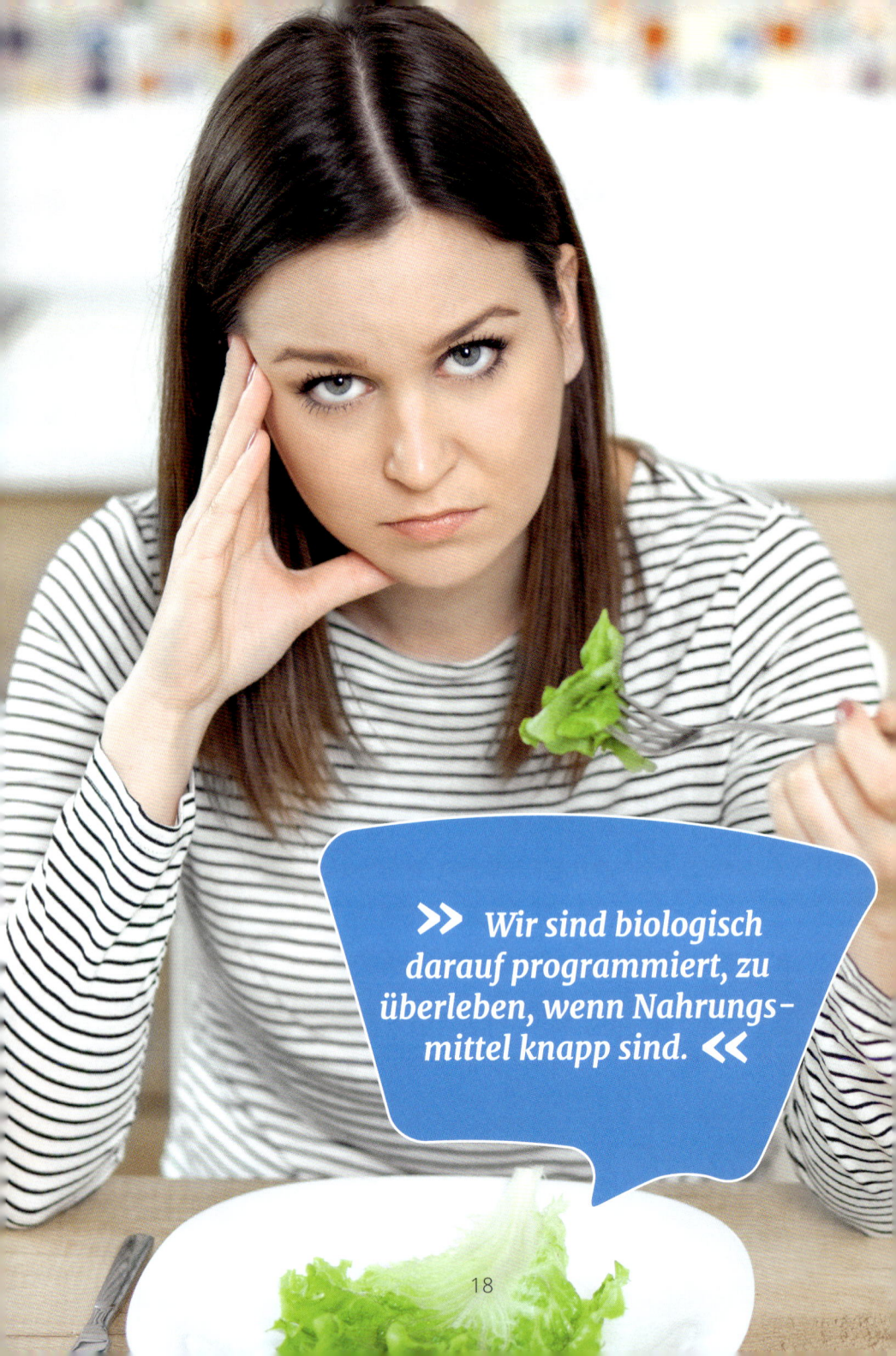

>> *Wir sind biologisch darauf programmiert, zu überleben, wenn Nahrungsmittel knapp sind.* <<

2. Crash-Diäten machen

Crash-Diäten versprechen schnellen Erfolg. Manchmal halten Sie dieses Versprechen auch. Doch allzu rasche Gewichtsabnahme ist in der Regel nicht von Dauer. Wenn Sie kaum noch etwas essen, verliert der Körper kurzzeitig viel Gewicht. Doch dann stellt sich ein neues Problem ein. Der Körper registriert die geringe Kalorienzufuhr als »Hungerzeit« und schaltet seine innere Steuerung um.

Wir sind biologisch darauf programmiert, zu überleben, wenn Nahrungsmittel knapp sind. Deshalb fährt der Körper den Stoffwechsel herunter und verringert den Bedarf an Kalorien. Konkret bedeutet das: Wenn Ihr Körper einige Tage lang nur wenige Kalorien verbrennen kann, wird er sich relativ rasch an die Hungerszeit anpassen und so wenig wie möglich verbrauchen. Der Gewichtsverlust stagniert.

Wenn Sie nach einer Crash-Diät wieder normale Mengen essen, freut sich der Körper über das Ende der Hungersnot. Er sorgt jetzt so gut wie möglich für die nächste Zeit vor, in der Nahrungsmittel knapp sind. Das bedeutet, er behält den geringen Energieverbrauch bei und legt so viele Fettpölsterchen wie möglich an. Sie nehmen wieder zu – oft sogar noch mehr, als Sie mühsam abgenommen haben. Das ist als Jo-Jo-Effekt bekannt. Viele Übergewichtige wissen, wie frustrierend diese Erfahrung ist.

> **Auch mit gesundem Obst kann man übertreiben.**

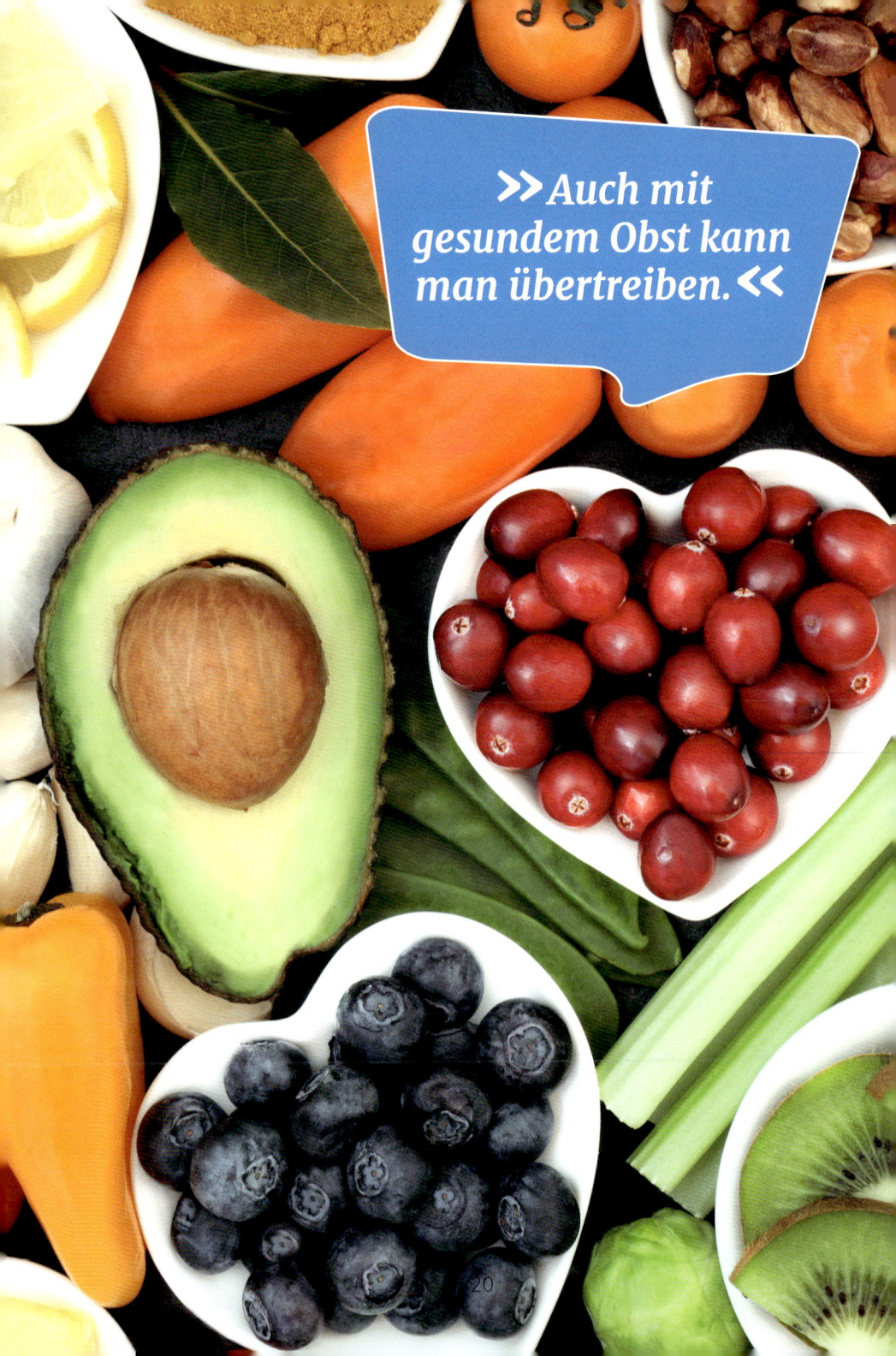

3. Allzu sehr auf Obst setzen

Wer abnehmen möchte, reduziert meist Zucker und Fett und ersetzt sie mit gesunden, vitaminreichen Nahrungsmitteln. Bei allen Diäten steht viel Obst und Gemüse auf den Speiseplan. Doch Vorsicht! Auch mit Obst können Sie schnell übertreiben.

Zunächst einmal ist Obst nicht gleich Obst. Einige gesunde Früchte haben es kalorienmäßig ziemlich in sich. Beispielsweise liefern 100 g Bananen mit rund 90 Kalorien mehr als doppelt so viele Kalorien wie beispielsweise Pfirsiche, die bei 100 g nur knapp 40 Kalorien in sich bergen. Datteln und Avocados sind sehr gesund, schlagen aber mit fast 300 Kalorien auf 100 g mächtig zu Buche. Es empfiehlt sich also, genau hinzusehen, welches Obst Sie in welchen Mengen in Ihren Tagesplan einbauen. Allzu große Portionen sollten Sie vermeiden, denn: Auch große Mengen Energie in Form von Obst können sich als Fettpolster auf den Hüften niederschlagen.

Energiedichte

Die Energiedichte gibt an, wie viele **Kalorien** ein Lebensmittel bei einer bestimmten Menge oder einem **bestimmten Volumen** hat. Ob die Energiedichte hoch oder niedrig ist, hängt laut der Gesellschaft für Ernährung (DGE) vor allem vom Wasser- und Fettgehalt des jeweiligen Lebensmittels ab. Je mehr Wasser, umso größer das Volumen und so geringer die Energiedichte. Gemüse und Obst, aber auch zahlreiche Fleisch- und Fischsorten, haben eine geringe Energiedichte. Der Energiegehalt von fetthaltigen Lebensmitteln ist dagegen viel höher. Angegeben wird die Energiedichte in kcal pro Gramm.

Energiedichtetabelle auf Seite 140

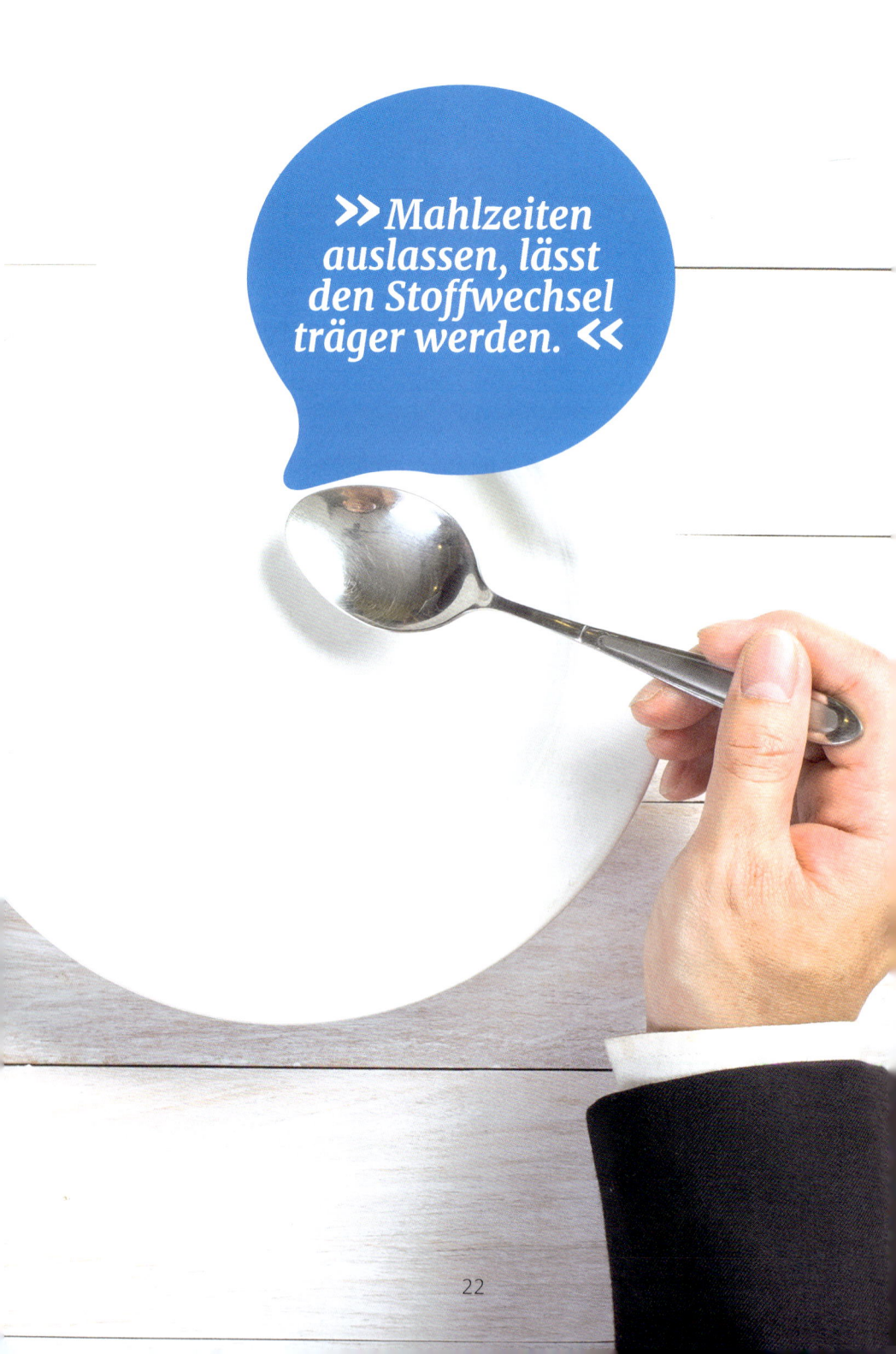

>> *Mahlzeiten auslassen, lässt den Stoffwechsel träger werden.* <<

4. Mahlzeiten aus dem Tagesplan streichen

Beim Abnehmen scheint es einfach zu sein, eine Mahlzeit einfach ausfallen zu lassen. Lassen Sie sich nicht dazu verleiten, auf das Frühstück oder das Mittagessen zu verzichten. Weniger zu essen, indem Sie die Stundenzahl zwischen den Mahlzeiten erhöhen, ist ein verhängnisvoller Irrweg. Manche hungern den ganzen Tag lang, andere verkneifen sich das Mittagessen oder schwören darauf, ab mittags nichts mehr zu sich zu nehmen, weil das Essen am Abend besonders ansetzt. Das ist allerdings definitiv ein Irrglaube.

Entscheidend für Ihr Gewicht ist die Zahl der Kalorien, die Sie verbrauchen und die Zahl der Kalorien, die Sie essen –, ganz unabhängig davon, zu welcher Uhrzeit Sie diese Kalorien zu sich nehmen. Kalorien, die Sie am Abend zu sich nehmen, werden nicht besser oder schlechter abgebaut als Kalorien, die Ihr Körper gegen Mittag erhält. Ihr Stoffwechsel dagegen spielt eine entscheidende Rolle. Je besser Ihr Stoffwechsel funktioniert, umso erfolgreicher kann der Körper Kalorien verbrennen. Sie können Ihren Stoffwechsel mit zahlreichen Maßnahmen anregen und regelrecht trainieren.

Wenn Sie im Rahmen einer Diät Ihre Nahrungsmittelaufnahme auf eine Mahlzeit am Tag herunterschrauben, geben Sie Ihrem Stoffwechsel nicht viel zu tun. Er wird folglich träger und neigt dazu, verzehrte Kalorien immer schlechter zu verbrennen. Halten Sie daher Ihren Stoffwechsel unbedingt auf Trab. Essen Sie deshalb nicht zu wenig und verteilen Sie die Kalorien über mehrere Portionen am Tag.

Drei Hauptmahlzeiten und zwischendurch möglichstwenige Snacks sind ideal und besser, als nur einmal am Tag den Körper mit einer großen Kalorienmenge zu überfordern. So bleibt der Stoffwechsel in Schwung und kann ordentlich Kalorien verbrennen.

Doch aufgepasst: Natürlich dürfen Sie auch nicht zu viel essen. Setzen Sie die Grenze bei fünf Mahlzeiten am Tag. Weitere Zwischensnacks sollten Sie sich nicht genehmigen. Ansonsten nehmen Sie zu viele Kalorien zu sich und kämpfen ständig mit dem Drang, Ihren kleinen Hunger befriedigen zu müssen.

Der menschliche Körper schafft es durchaus, einige Stunden am Stück nichts zu sich zu nehmen. Bevor Sie sich an allzu strenge Tagespläne halten, achten Sie darauf, was Ihnen Ihre innere Uhr sagt. Es empfiehlt sich zwar, über den Tag verteilt regelmäßig Nahrung zu sich zu nehmen. Dennoch ist das eigene Hungergefühl ein sicheres und nicht zu vernachlässigendes Signal, um zu einem gesunden Essverhalten zu finden.

Wenn Sie Probleme mit starken Hungergefühlen oder Heißhungerattacken haben, kann Ihnen Refigura wirksam helfen. Lösen Sie einfach jeweils einen Stick Refigura vor den drei größten Mahlzeiten in Wasser auf und trinken Sie die Mischung – schon gehören die lästigen Hungerfühle der Vergangenheit an.

Frühstücks-Ideen

Vollkornknäckebrot
mit Frischkäse, Gurken, Radieschen

Vollkornmüsli (ohne Zucker)
z.B. Haferflocken, Quinoa Pops, mit Getreidemilchund frischen Beeren (Heidelbeeren) ggf. Naturjoghurt

Green-Smoothie
2 Bananen, 1 Handvoll Blattspinat, 100 ml Wasser, 3 EL Haferflocken – in den Mixer geben und trinken

Spanisches Rührei
Rührei mit Frühlingszwiebeln, Tomaten, Paprika, Putenaufschnitt auf Vollkornbrot

Porridge (Haferbrei)
Haferflocken aufkochen in Getreidemilch (Hafermilch, Mandelmilch), Zimt hinzugeben. Es kann gerne auch Obst hinzugefügt werden. Birnen-Kokos-Porridge-Rezept auf Seite 119

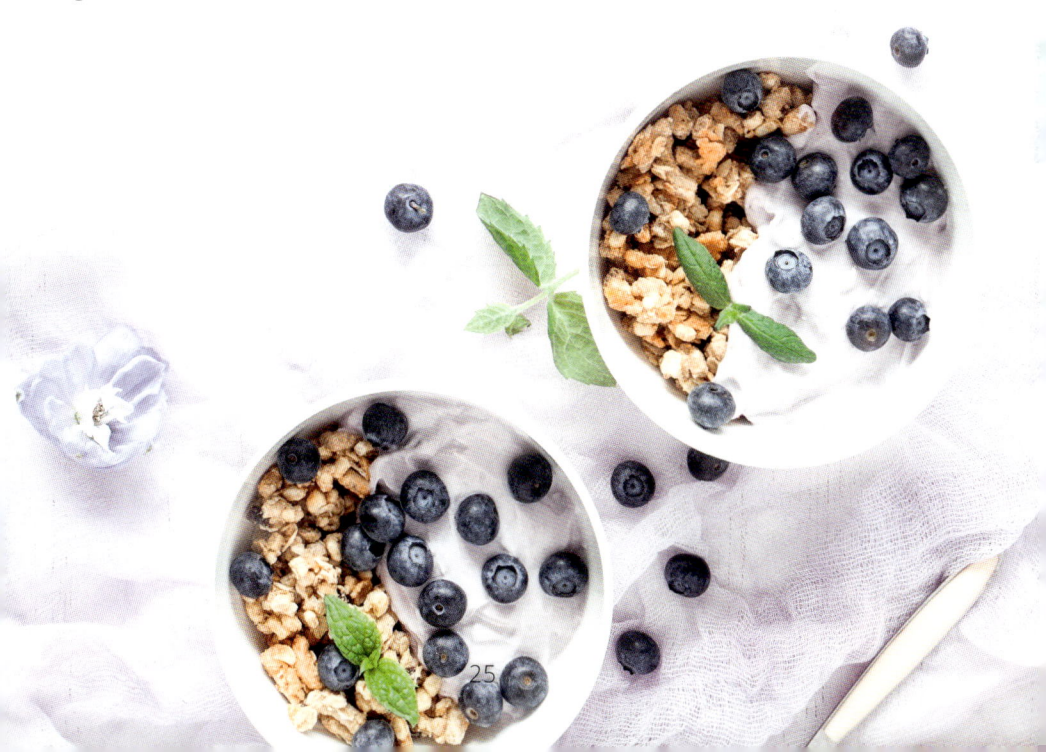

2 | WAS IST DAS GEHEIMNIS EINER GUTEN FIGUR?

🥄 Mittagessen-Ideen

🥄 Süßkartoffel mit Kichererbsen & Ziegenkäse
Rezept Seite 121

🥄 Inka-Salat
Mit Quinoa und Gemüse, zum Kalt- oder Warmessen, für Zuhause und Unterwegs. Rezept Seite 123

🥄 Hühnchen-Chili
Chili con Carne mal anders. Weiße Bohnen und mageres Hähnchen in einer cremigen Tomatensoße. Rezept Seite 125

🥄 Glasnudeln mit Linsen
Lecker leicht und zum Mitnehmen. Rezept Seite 117

🥄 Quinoa Crêpes
Der Klassiker mal anders und gesünder. Rezept Seite 123

🥄 Klassischer Salat
Mit grünem Salat, Radieschen, Gurke, Mais, Kresse, Tomaten, Paprika. Statt einem Fertig-Dressing einfach selber Naturjoghurt mit Zitronensaft, Essig und Öl vermischen.

🥄 Snacks-Ideen

🥄 Eine kleine handvoll Mandeln

🥄 Gemüsesticks
Gibt es sogar oft im Supermarkt fertig geschnitten. Dazu Naturjoghurt als Dip

🥄 Vollkornbrot mit Avocado
Aber nur eine Scheibe

🥄 Trockenfrüchte
Wie z.B. getrocknete Apfelscheiben (aber ohne Zuckerzusatz) – in Maßen genießen

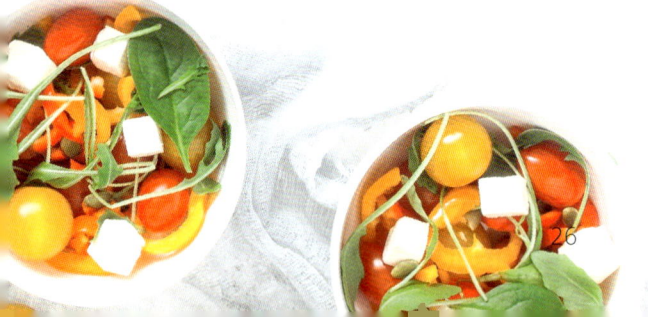

🥄 Abendessen-Ideen

🥄 Vollkornbrot
Mit magerem Frischkäse, Sprossen und getrockneten Tomaten

🥄 Kürbis-Möhrensuppe
Kürbis, Möhren und Ingwer in Gemüsebrühe weich kochen, pürieren und genießen

🥄 Gemüsepfanne
Mit Möhren, Zucchini, Süßkartoffel, Brokkoli – angedünstet mit Knoblauch

🥄 Geröstetes Ofenratatouille
Paprika, Möhren, Zucchini, Champignons, Rosmarin und Thymian geschnitten in den Ofen geben mit 3EL Olivenöl. 40 Minuten backen

🥄 Tomaten-Zucchinicreme Suppe
Tomaten, Zucchini, Zwiebel, Knoblauch und Sellerie in Gemüsebrühe kochen, pürieren, abschmecken und genießen

🥄 Vor-dem-TV-Knabberei

🥄 Selbstgemachtes Frozen-Joghurt
Aus Naturjoghurt

🥄 Maiswaffeln
Zum Knabbern, schmeckt es wie Popcorn

🥄 Zartbitterschokolade
Mindestens 80% Kakao reduziert den Hunger auf Süßes

🥄 Selbstgemachtes Popcorn
Man kann nach Bedarf süßen mit z.B. Xylit

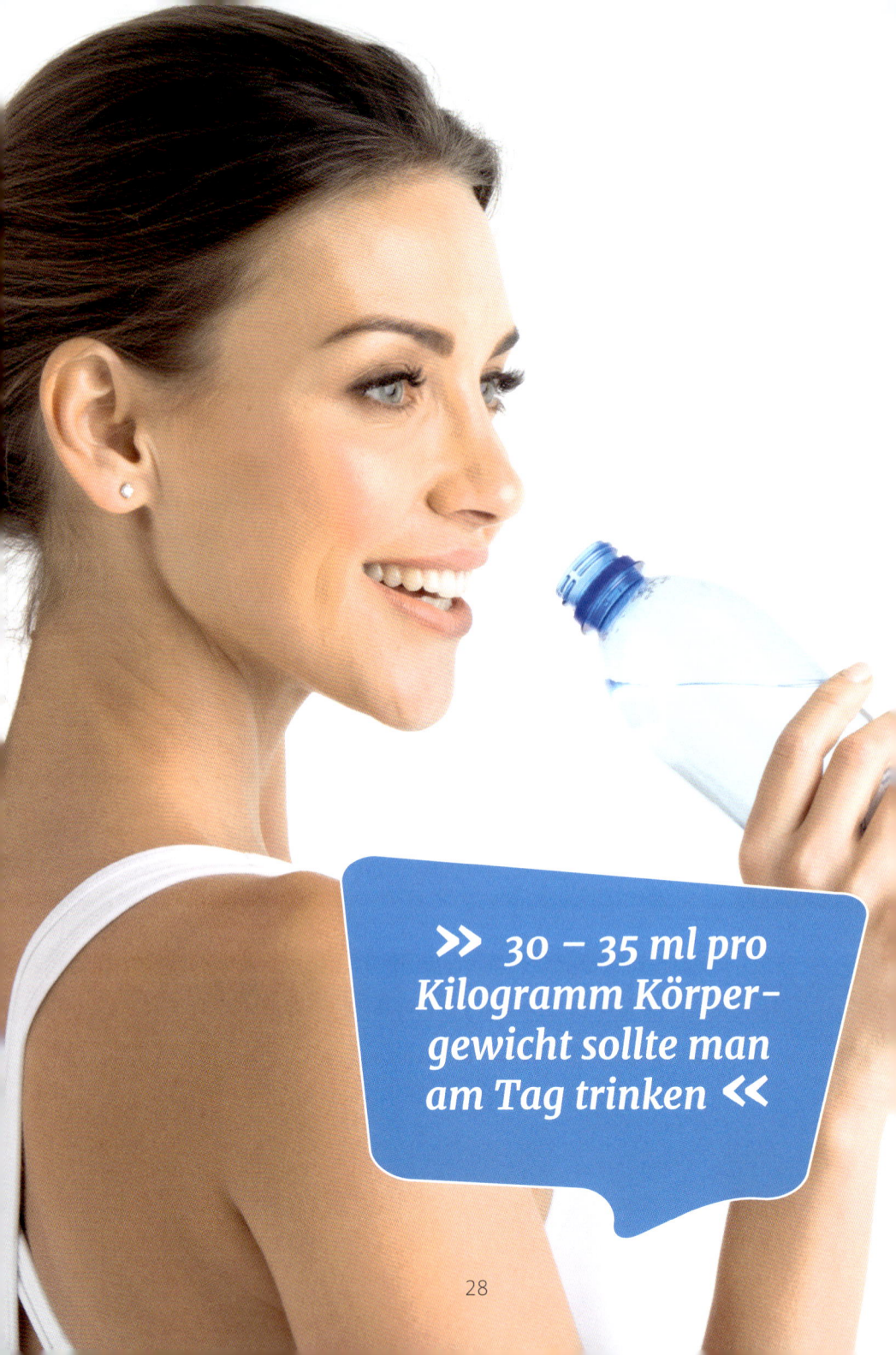

>> 30 – 35 ml pro Kilogramm Körpergewicht sollte man am Tag trinken <<

5. Nicht genügend trinken

Es wurde bereits angesprochen, kann aber nicht oft genug wiederholt werden: Sie sollten unbedingt genügend trinken, vor allem, wenn Sie gerade eine Diät machen. Häufig liest man die Empfehlung, ca. 2 Liter Wasser am Tag zu trinken. Diese Menge ist nur ein Richtwert. Präzise Richtwerte beziehen das Körpergewicht bei der Berechnung mit ein. Etwa 30 bis 35 ml sollten Sie pro Kilogramm Körpergewicht am Tag in Form von Flüssigkeit zu sich nehmen. Dabei ist es entscheidend, welche Art von Getränk Sie wählen. Denn Flüssigkeit ist nicht gleich Flüssigkeit. Ganz klar: Bestenfalls trinken Sie ausschließlich Wasser.

Vergessen Sie nicht, dass sich viele Getränke als versteckte Kalorienbomben entpuppen können. Softgetränke wie Cola oder Limonade sind reich an Zucker. Selbst mit Süßstoff versetzte Softdrinks sind nicht wirklich der Schlüssel zu einer Traumfigur. Sie geben dem Körper falsche Signale und regen zusätzlich die Lust auf Süßes an. Fruchtsäfte regen durch den enthaltenen Fruchtzucker die Ausschüttung von Insulin. Kaffee hat bekanntermaßen keine Kalorien und ist daher an sich gut für die Figur. Aufgrund des enthaltenen Koffeins ist jedoch davon abzuraten, mehr als zwei bis drei Tassen am Tag davon zu trinken. Außerdem besteht bei Kaffee das Problem, dass die meisten Menschen ihren Kaffee mit Zucker und Milch genießen – statt schwarz und damit kalorienfrei. Besonders Milch ist trotz ihres gesunden Eiweißgehalts nicht zu unterschätzen, da sie viel Fett enthält.

Ungesüßte Tees eignen sich hervorragend für eine Diät. Sie enthalten oft Gerbstoffe, die das Hungergefühl verringern. Ein absoluter »Geheimtipp« ist dabei der Matcha – ein dickflüssiger grüner Tee aus Japan. Wenn Sie Refigura in Matcha einrühren, steigern Sie die hemmende Wirkung auf das Hungergefühl.

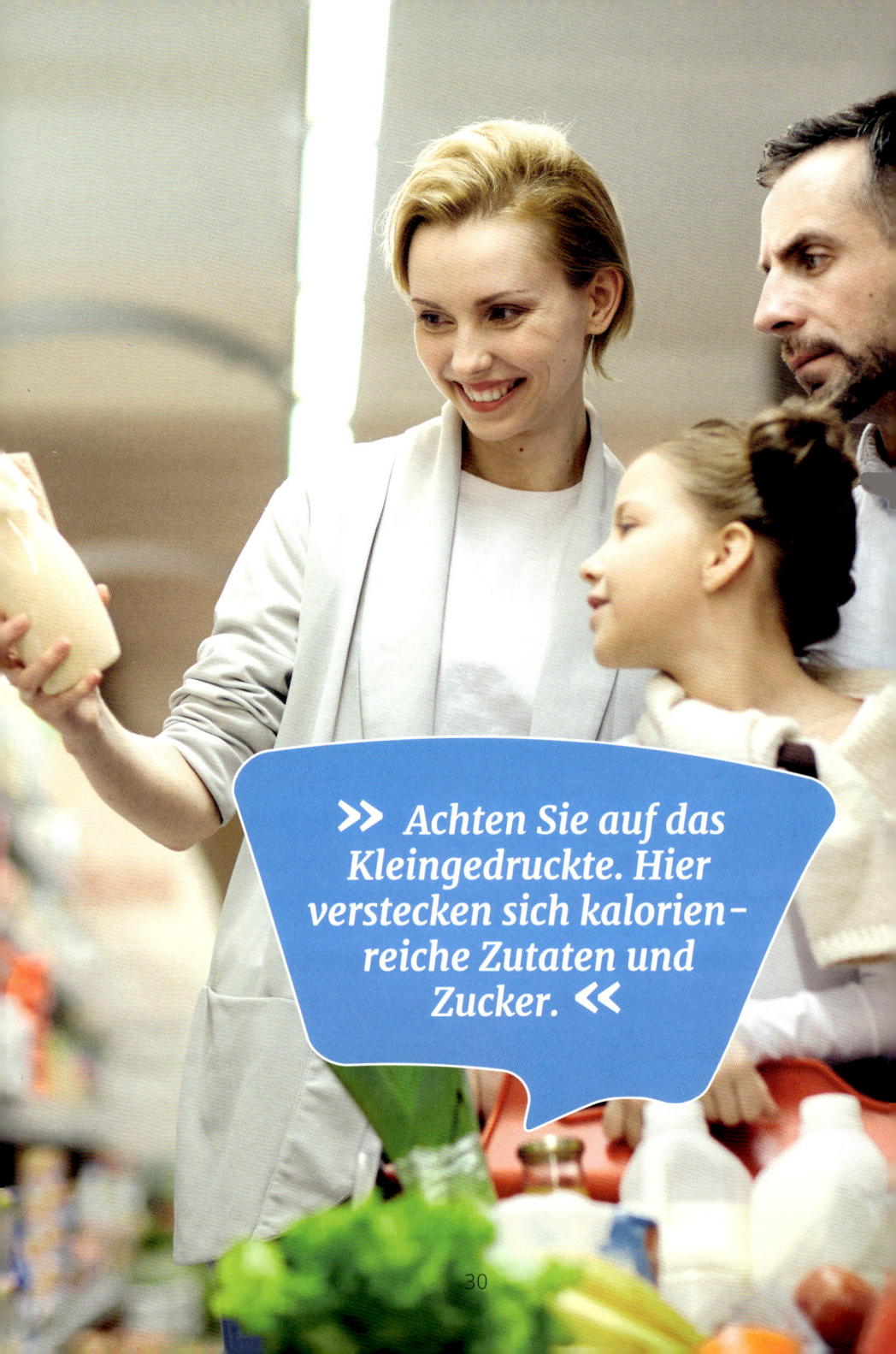

» **Achten Sie auf das Kleingedruckte. Hier verstecken sich kalorienreiche Zutaten und Zucker.** «

6. Blind auf Diätprodukte vertrauen

Viele Menschen, die abnehmen wollen, vertrauen auf Diätprodukte, seit vielen Jahren ein Verkaufsschlager. Deshalb sind die Ladenregale voll von »light«-Produkten, die vollen Genuss bei deutlich weniger Kalorien versprechen. Fettreduziert und zuckerfrei lautet die Devise.

Tatsächlich sind diese Produkte meist nicht empfehlenswert. Statt Zucker haben sie meist künstliche Süßstoffe und andere Zusatzstoffe, die den Stoffwechsel belasten und den Appetit ankurbeln. Wenn Sie abnehmen wollen, ist das absolut kontraproduktiv. Bevor Sie also zur Diätcola greifen, trinken Sie lieber ein Glas Wasser. Ihr Körper wird es Ihnen danken!

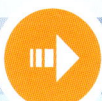

Zuckerersatzstoffe

Nicht auf allen Produkten steht »Zucker« drauf – das heißt aber nicht, dass kein Zucker oder Süßstoffe enthalten sind. Folgende Zucker & Süßstoffe haben versteckte Namen:

Zucker
- Ahornzucker/-Sirup
- Rohrzucker
- Rübenzucker
- Galactose
- Glucose
- Dextrose
- Maltose
- Fructosesirup / Glucosesirup
- Agavendicksaft
- Kokosblütenzucker
- Malzextrakt / Malzsirup
- Melasse
- Reissirup
- Yaconsirup
- Isomalt (E 953)
- Isomaltulose
- Laktit (E 966)
- Maltit (E 965)
- Mannit (E 421)
- Sorbit (E 420)

Süßstoffe
- Acesulfam K (E 950)
- Aspartam (E 951)
- Cyclamat (E 952)
- Saccharin (E 954)
- Sucralose (E 955)
- Thaumatin (E 957)
- Neohesperidin (E 959)
- Stevia / Steviosid (E 960)

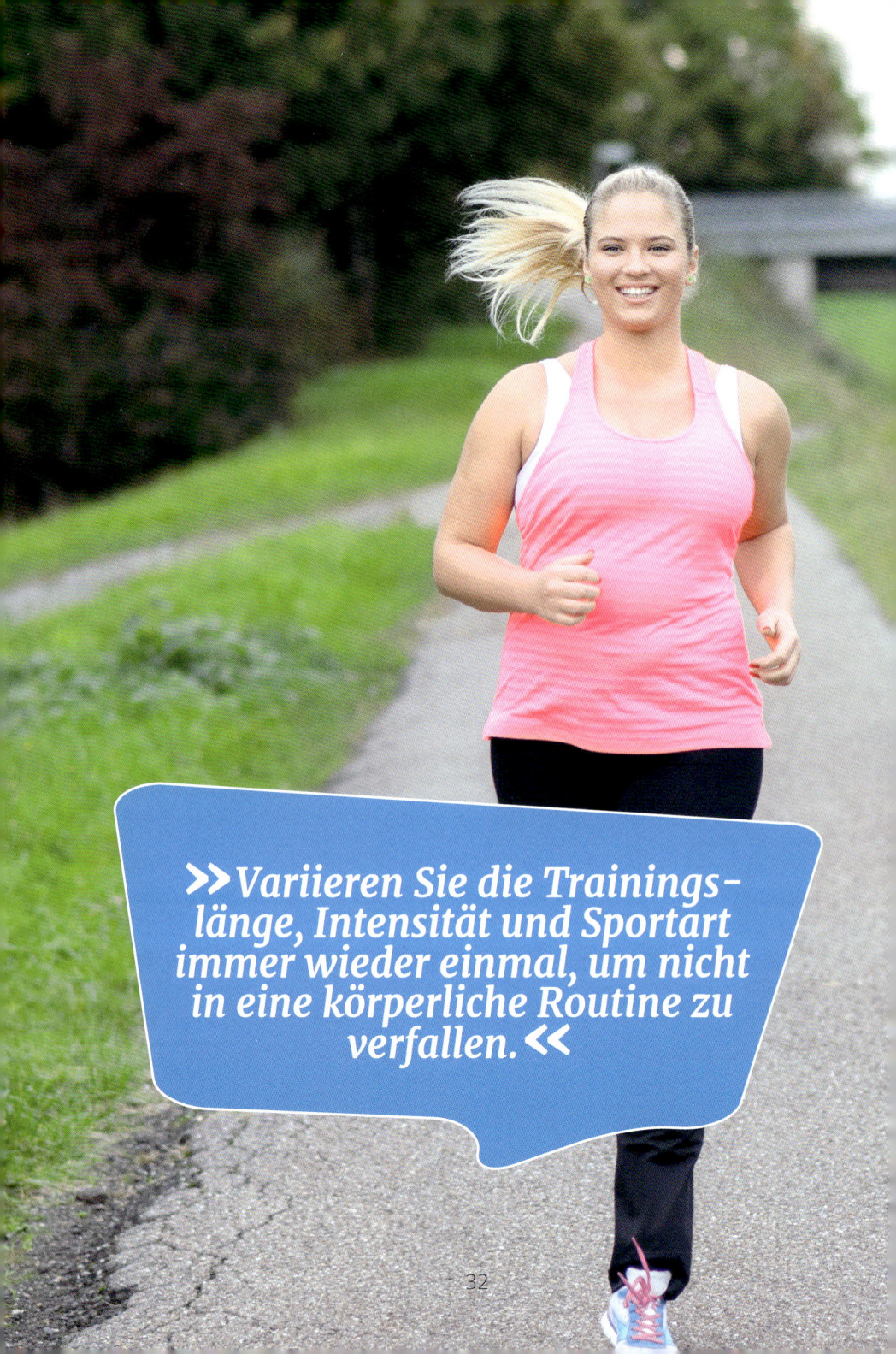

>> Variieren Sie die Trainings-
länge, Intensität und Sportart
immer wieder einmal, um nicht
in eine körperliche Routine zu
verfallen. <<

7. Fehler beim Sporttreiben

Wer erfolgreich abnehmen möchte, sollte unbedingt Sport treiben. Sport steigert die Fettverbrennung und kurbelt den Kreislauf an. Sport erhöht Ihren Kalorienverbrauch. Folglich können Sie besser und gezielter abnehmen.

Der Kalorienverbrauch beim Sport ist jedoch längst nicht so hoch, wie er scheint – auch wenn Sie sich vollkommen erschöpft fühlen. Tatsächlich reicht eine halbe Stunde Joggen gerade einmal aus, um einen Schokoriegel zu verbrennen – zumindest, wenn Sie die Kalorienzahl betrachten. Begehen Sie deshalb nicht den Fehler, sich mit Leckerbissen für Ihre sportlichen Aktivitäten zu belohnen – frei nach dem Motto: Ich habe die Kalorien ja bereits abtrainiert.

Zwei bis drei Trainingseinheiten in der Woche sollten Sie einplanen, um etwas für Ihren Stoffwechsel und die Fettverbrennung zu tun. Auch Sportarten, die dem Muskelaufbau dienen, sind sinnvoll. Muskelmasse verbrennt mehr Energie im Ruhezustand als Fettgewebe. So betrachtet, erhöht Sport den Energieumsatz nicht nur während der aktiven Phase, sondern 24 Stunden am Tag. Ärgern Sie sich nicht, wenn die Waage trotz Ihrer sportlichen Aktivitäten einfach nicht weniger anzeigen möchte. Muskeln wiegen mehr als Fett. Muskelaufbau bedeutet deshalb auch zusätzliches Gewicht. Die Zahl der Waage zeigt nur bedingt Ihr tatsächliches Aussehen an. Das Gewicht an sich ist immer nur ein Faktor für Ihre Traumfigur. Entscheidend ist der Blick in den Spiegel. Gesunde Ernährung und regelmäßig Sport treiben sind für viele sicher nur schwer zu beherzigen und im Alltagsstress oft nur schwer umzusetzen. Manchen Abnehmwilligen erscheinen die genannten Tipps wie ein unüberwindbarer Berg. Wie schön wäre es, mühelos abnehmen zu können. Was wäre, so fragen sich viele, wenn der Weg zur Traumfigur auch über die Einnahme von Pillen möglich wäre?

Abnehmen mit Medikamenten – Traum oder Albtraum?

Auf nichts verzichten und dennoch abnehmen: Viele Mittel versprechen das Unmögliche.

Heutzutage gibt es für alles ein Mittelchen. Es scheint so einfach und wunderbar bequem: Die meisten Menschen träumen davon, dass Abnehmen mit der Einnahme von Medikamenten ganz leicht gelingt.

Der Wunsch, bzw. der Traum, von der effektiven Gewichtsabnahme mithilfe von Medikamenten ist nachvollziehbar. Gewicht zu verlieren, ist so schwer, weil es bedeutet, auf Angenehmes und Lustvolles zu verzichten. Nie wieder essen, worauf Sie gerade Lust und Laune haben, keine kulinarischen Ausschweifungen, regelmäßig Sport treiben und sich im Zaum halten – und das bis an den Rest des Lebens? Wer bringt schon so viel Disziplin auf? Vielen fällt diese Lebensweise schwer. Und so ist es nachvollziehbar, dass der Wunsch wach wird: Das Leben voll und ganz genießen und dabei abnehmen.

Wie schön wäre es, wenn es die Superpille tatsächlich gäbe. Es gibt viele Mittel auf dem Markt, die gerade das versprechen: Sie nehmen problemlos ab, ohne Hunger, ohne Sport, einfach nur durch die tägliche Einnahme einer Tablette oder eines Pulvers.

Dieses Versprechen ist zu schön, um wahr zu sein. Es gibt dabei nämlich ein grundlegendes Problem. Medikamente, die das Abnehmen ohne Umstellung der Ernährung und/oder ohne jegliche sportliche Betätigung ermöglichen, müssen entweder massiv auf den Stoffwechsel einwirken, das natürliche Hungergefühl bremsen oder einen enormen Abbau von Fettzellen bewerkstelligen. Dies ist jedoch nur möglich durch die Zugabe künstlicher Zusatzstoffe, die – um es umgangssprachlich auszudrücken – ausgewachsene Chemiekeulen sind.

Sie können aus diesem Grund den Körper enorm belasten, besonders den Stoffwechsel, die Verdauung und den Herz-Kreislauf-Apparat. Der gesunde Menschenverstand rät also: Hände weg von derlei Diät-Medikamenten, die versuchen, durch chemische, künstliche Wirkstoffe, die Funktionen des Körpers nachhaltig zu steuern.

Dem gegenüber stehen Mittel, die sich zwar rühmen, im Test keinerlei Nebenwirkungen mit sich zu bringen, jedoch einen großen Nachteil haben: Sie wirken einfach nicht. Die Traumfigur bleibt eben das: ein Traum. Ein Traum bei diesen Mitteln, für den viele Menschen viel Geld bezahlen.

Eine weitere Methode, die gerne praktiziert wird und vielen Abnehmwilligen einen gewissen Erfolg verspricht, ist die wochenlange Umstellung auf Trinkpräparate. Es gibt hier verschiedene Marken, die sich auf dem Markt etabliert haben. Alle funktionieren nach dem gleichen Prinzip: Aromatisierte

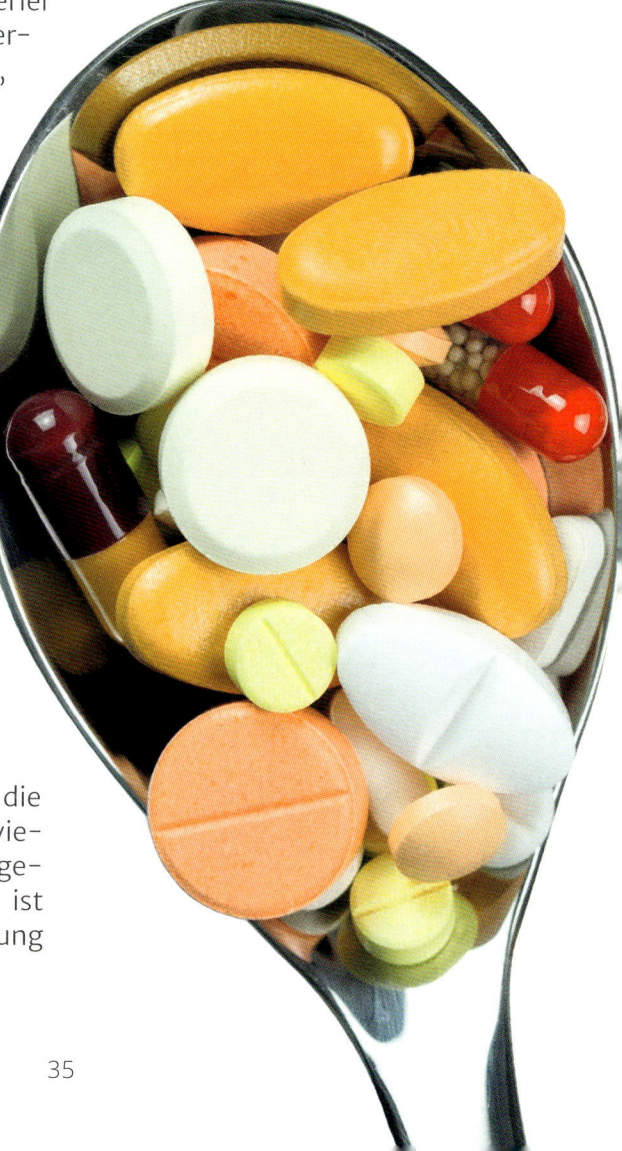

Protein-Shakes ersetzen eine oder auch zwei Hauptmahlzeiten am Tag. Dieser soll das Hungergefühl stoppen, nachhaltig sättigen und den Körper mit allen notwendigen Nährstoffen versorgen.
Im Grunde kann diese Methode anfangs tatsächlich funktionieren. Doch es gibt dabei ein großes Problem: die menschliche Psyche. Die Nahrungsmittelaufnahme ist mehr als nur das Zuführen von Nährstoffen und das Erreichen des Sättigungsgefühls. Genuss und trägt entscheidende zu unserer Lebensqualität bei.

Wer mag schon langfristig immer wieder nur zu einem Shake greifen? Zudem gibt es wohl kaum jemanden, dem diese Getränke wirklich schmecken. Die Einseitigkeit dieser Diät wird rasch zum Problem und verstärkt den Appetit auf abwechslungsreiches Essen. Diese Form der Diät kann deshalb niemand langfristig durchhalten. Dazu kommt, dass Proteinshakes mit einem normalen sozialen Leben kaum vereinbar sind. Damit ist diese Art des Abnehmens früher oder später zum Scheitern verurteilt.

Was können Sie als Betroffene tun? Sind gesunde Ernährung und Sport wirklich der einzige Weg zur Traumfigur? Gibt es nichts, was Ihnen den steinigen Weg zur Traumfigur ebnet, was Sie das Ziel leichter erreichen lässt und das Ihnen ermöglicht, Ihr Traumgewicht langfristig zu halten?

Doch, es gibt ein Mittel, das Ihnen wirksam hilft, Ihr Wunschgewicht zu realisieren. Refigura ist ein Präparat, das genau das hält, was Sie sich von einer guten Diät versprechen: Es ermöglicht Ihnen, auf natürliche Weise, problemlos und effektiv Ihr persönliches Wohlfühl-Gewicht zu erreichen, und das ohne den gefürchteten JoJo-Effekt und ohne Hungern.

3

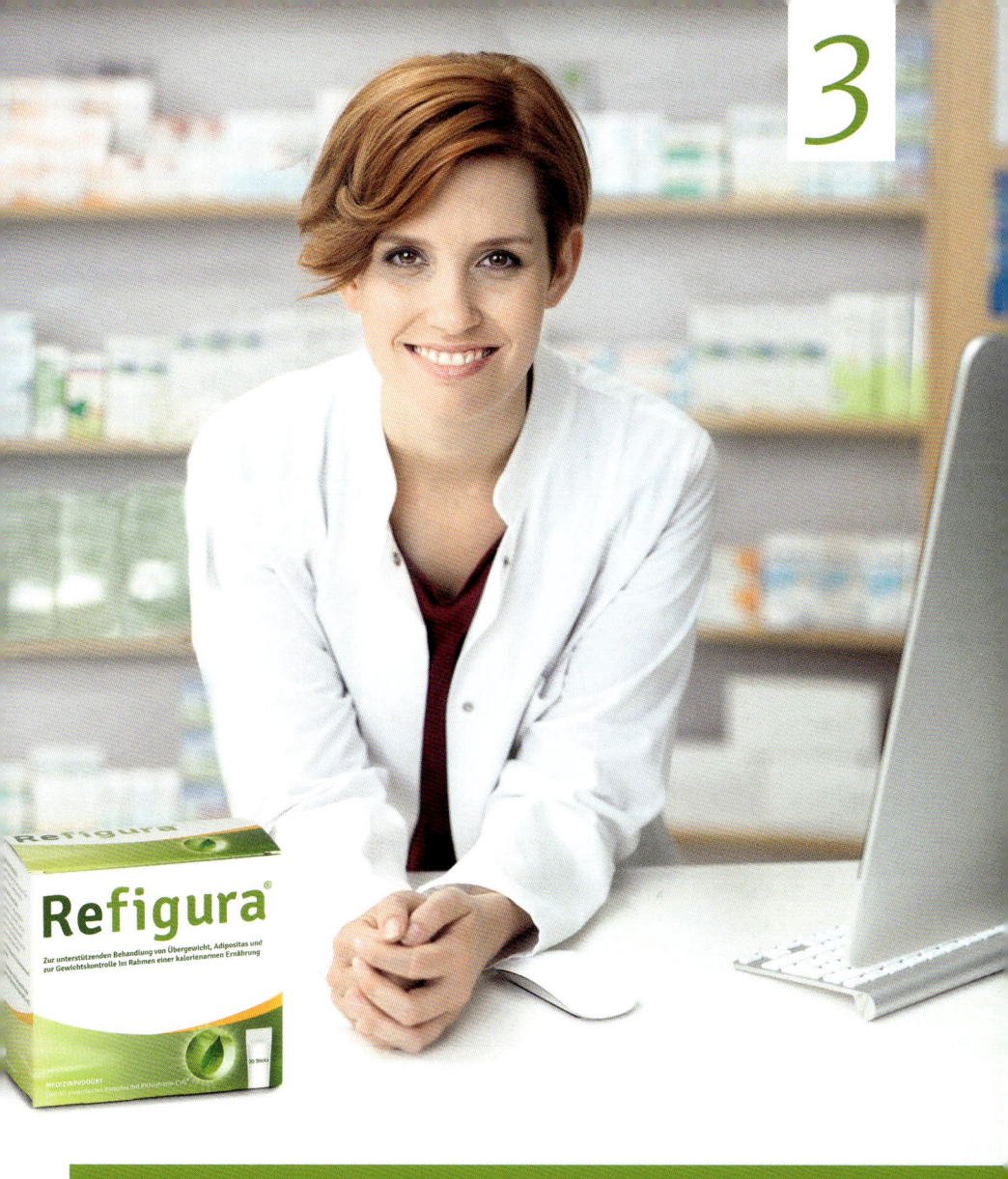

Entdecken Sie Refigura

Entdecken Sie Refigura!

Refigura begleitet Sie auf Ihrem Weg zu Ihrem Wunschgewicht und beseitigt die Stolperfallen, die Ihnen und jedem Abnehmwilligen drohen.

Was ist Refigura?

Refigura ist ein rein pflanzliches, natürliches Präparat, das Sie bei Ihrer Diät erfolgreich unterstützt. Die Betonung liegt hier auf der Unterstützung. Refigura ist kein Wundermittel, das Ihnen die Traumfigur trotz ungesunder Ernährung und Lebensweise verspricht. Vergessen Sie nicht, dass die gesunde Lebensweise nicht nur Ihre Figur positiv beeinflusst, sondern auch Ihr körperliches Wohlbefinden. Ganz bewusst sprechen wir deshalb von Ihrem Wohlfühlgewicht, das Sie nur durch eine gesunde Ernährung erreichen.

Doch die Umstellung auf gesunde Ernährung und Sport fällt natürlich nicht jedem leicht. Wer es gewohnt ist, viel zu essen, wird sich besonders am Anfang nur schwer umgewöhnen. Trotz eigentlich »normaler«, ausreichender Portionen wird ein ständiges Hungergefühl bleiben. Appetit lässt sich nur schwer zügeln. Daher kommt es bei vielen Abnehmwilligen zu den berühmt-berüchtigten Heißhungerattacken. Hier ist der erste wichtige Angriffspunkt von Refigura. Die Einnahme von jeweils einem Stick Refigura vor den drei Hauptmahlzeitenverhindert wirksam Heißhungerattacken.

Wer lange zu viel gegessen hat, wird nur schwer satt. Das persönliche Sättigungsgefühl hat sich an große Portionen gewöhnt und muss sich nun umstellen. Ebenso ist der Stoffwechsel häufig völlig durcheinander. Dies hat zur Folge, dass die Kalorien, die dem Körper zugeführt werden, zwar das empfohlene Maß nicht überschreiten, Sie aber dennoch nicht abnehmen bzw. an den falschen Stellen. Körperfett, besonders das ungeliebte am Bauch, sind hartnäckig. Eine geringe Kalorienzufuhr garantiert nicht, dass Fett tatsächlich am Bauch abgebaut wird.

Mit Refigura können Sie den eingeschlagenen Weg zum Traumgewicht leicht und erfolgreich gehen. Refigura unterstützt Sie mit seiner dreifachen Wirkung und das auf ganz natürlichem Weg.

Wie wirkt Refigura?

> **Refigura überzeugt durch seine innovative Dreifach-Wirkung:**
>
> - Refigura wirkt als »Kalorien-Schwamm«
> - Refigura reduziert das Hungergefühl
> - Refigura beugt Heißhunger vor

Diese Dreifach-Wirkung beseitigt mühelos im Vorfeld die Hürden, die sich Ihnen zwangsläufig bei einer Ernährungsumstellung in den Weg stellen. Sie werden sehen, dass die einzigartige Wirkung in dieser besonderen dreifachen Kombination Ihnen die Diät so leicht wie nie zuvor erscheinen lässt. Refigura verhindert Rückfälle und den schädlichen Jo-Jo-Effekt zuverlässig.

Refigura als »Kalorien-Schwamm«

Gesundes Essen ist zur Erreichung Ihrer Traumfigur unerlässlich. Doch eine gesunde Ernährung schließt den Genuss keineswegs aus. Im Gegenteil: Nur, wenn Ihre Ernährung abwechslungsreich und reich an Nährstoffen ist, können Sie natürlich und gesund abnehmen. Hier liegt bei vielen Diäten das Hauptproblem. Die Ernährung ist oft einseitig und ganz und gar nicht gesund. Anfangs stellt sich zwar häufig ein größerer Abnehmerfolg ein, doch langfristig fehlen dem Körper wichtige Nährstoffe, so dass es zu Mangelerscheinungen kommt. Gleichzeitig sorgt diese Einseitigkeit für Heißhunger und ist schließlich Auslöser dafür, dass die Abnehmwilligen Ihre Lust an der Diät verlieren und »rückfällig« werden. Refigura räumt diesen Stolperstein aus dem Weg.

Refigura sorgt dafür, dass Sie sich bei Ihrer Ernährung nicht so stark einschränken müssen, sondern weiterhin Ihre Lieblingsspeisen in Maßen genießen können.

Dank der besonderen Wirkstoffkombination bindet Refigura nachweislich 41% der in Ihrer Nahrung enthaltenen Zucker, 42% der Fette sowie 46% der Kohlenhydrate. Vereinfacht ausgedrückt: Durch Refigura können Sie weiter gesund und ausgewogen essen und Ihrem Körper alle wichtigen Nährstoffe, Mineralien und Vitamine zuführen. Die Inhaltsstoffe, die zu Übergewicht führen – Zucker, Fette und Kohlenhydrate – werden zu einem großen Teil direkt von Refigura gebunden. Deshalb kann sie der Körper nicht verwerten. Er scheidet sie über den üblichen Verdauungsweg aus, anstatt sie in weiteren Fettpölsterchen anzulegen.

Doch Refigura kann noch mehr. Refigura unterstützt aktiv Ihren Stoffwechsel und sorgt für eine effiziente Fettverbrennung. Ihr Körper greift seine Reserven an und baut unschöne Fettpolster

INFO

Was sind eigentlich Kohlenhydrate?

Es gibt drei Arten von Kohlenhydraten:

Langsame Kohlenhydrate (Polysaccharide)
Werden langsam abgebaut und vom Körper verarbeitet: Haferflocken, Vollkornbrot. Gemüse, Hülsenfrüchte

Mittelere Kohlenhydrate (Disaccharide)
Werden mittelschnell vom Körper abgebaut: Hartweizennudeln, Vollkornreis

Schnelle Kohlenhydrate (Monosaccharide)
Werden schnell ins Blut aufgenommen, da sie aus fast 100 % Glukose bestehen: Backwaren aus feinem Mehl (Brötchen, Croissants, Kuchen ect.), gekochten Kartoffeln, geschältem Reis, Fruchtzucker in Obst, Süßigkeiten, Limonade, Säfte

gezielt ab. Das Problem, an den falschen Stellen abzunehmen, ist damit endgültig gelöst. Refigura wirkt quasi wie ein »Kalorien-Schwamm« der Energie aus der Nahrung aufsaugt. Dadurch sehen Sie bereits nach kurzer Zeit erste Erfolge. Der Blick in den Spiegel wird Sie zum Weitermachen motivieren und Ihnen ein ganz neues Körper- und damit Lebensgefühl vermitteln. Hand aufs Herz: Wann haben Sie das letzte Mal in den Spiegel geschaut und sich einfach nur glücklich gefühlt? Refigura verhilft Ihnen zu Erfolgen beim Abnehmen, die Sie anspornen und zum Durchhalten animieren.

Reduktion des Hungergefühls

Quälender Hunger ist der Grund, weshalb die meisten Menschen an ihrer Diät scheitern. Wenn Sie sich im Rahmen einer Diät zu viel versagen, wird dieser Hunger übermächtig. Wer übergewichtig ist, hat sich an zu große Portionen und zu mächtige Mahlzeiten gewöhnt. Für die Umstellung auf normale Portionen benötigt Ihr Körper Zeit. Bis er sich auf ein ausgewogenes Maß eingestellt hat, müssen Sie mit dem Hungergefühl leben. Leicht gesagt – in der Realität aber nur schwer umgesetzt.

Bei der Umstellung greift Ihnen Refigura unter die Arme. Refigura nehmen Sie vor jeder Mahlzeit ein. Einer der enthaltenen Wirkstoffe hat dabei die wichtige Aufgabe, im Magen aufzuquellen und dadurch bereits vor dem Essen für ein leichtes Sättigungsgefühl zu sorgen. Die Folge: Sie essen dank Refigura etwas weniger und fühlen sich mit kleineren Portionen satt.

Es ist für Ihren Körper also keine Entbehrung, eine etwas kleinere Portion als bisher üblich zu sich zu nehmen. Der Hunger bleibt aus, Sie fühlen sich gesättigt und rundum zufrieden. Der Sättigungseffekt von Refigura hält bis zu vier Stunden nach einer Mahlzeit an. Dadurch kommt es zwischen den Hauptmahlzeiten nicht zu Heißhungerattacken. Das Sättigungsgefühl der Quellstoffe führt außerdem dazu, dass Sie Ihre Mahlzeiten langsam und bewusst essen und so richtig genießen.

Der Erfolg gibt Refigura Recht: In einem Nutzertest wurde die Sättigung mit dem bisher besten Sättigungsmittel verglichen, das es vor Refigura auf dem Markt gab. Der Test ergab, dass Refigura eine um bis zu 34% bessere Sättigung erzielt. Hunger und damit verbundene Essanfälle und Rückfälle gehören damit der Vergangenheit an. Refigura bietet Ihnen das, was Sie sich wünschen: Abnehmen ohne Verzicht auf genussvolles Essen.

Vorbeugung von Heißhungerattacken

Refigura sorgt nicht nur dafür, dass bereits vor Einnahme der Mahlzeit eine leichte Sättigung erreicht wird, es bewirkt auch eine nachhaltigere Sättigung

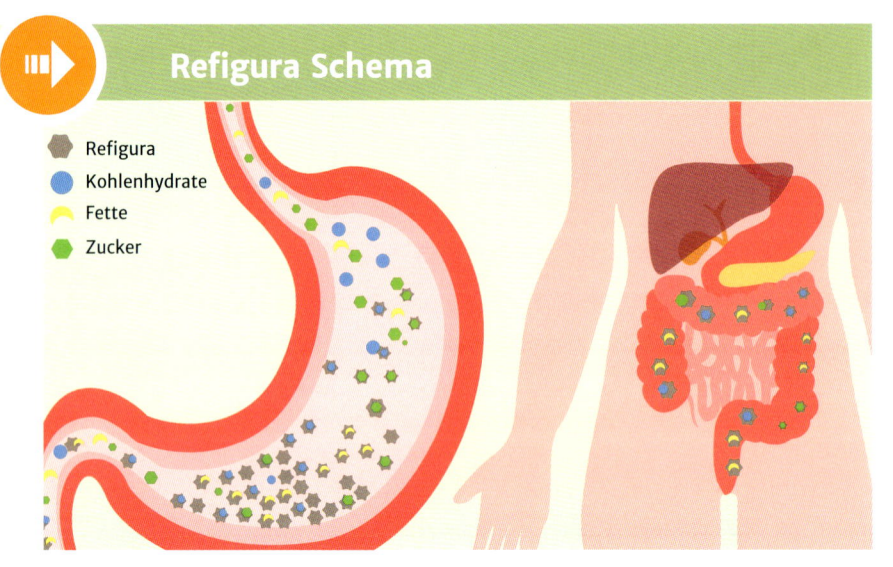

Refigura Schema

- Refigura
- Kohlenhydrate
- Fette
- Zucker

Refigura füllt den Magen und führt somit zu einer schnelleren Sättigung. Refiguras Ballaststoffkomplex, bindet 46 % der Kohlenhydrate, 42 % Fette und 41 % Zucker und scheidet diese unverdaut wieder aus. Es kommt nicht zu Fettstühlen und Refigura gelangt nicht in den Blutkreislauf.

3 | ENTDECKEN SIE REFIGURA

Refigura ist allergikerfreundlich

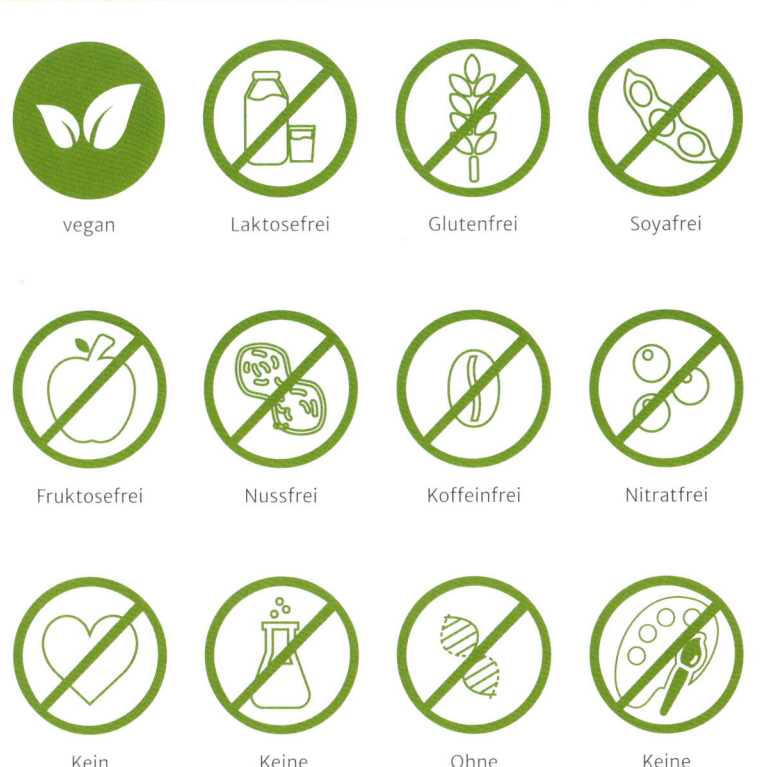

vegan	Laktosefrei	Glutenfrei	Soyafrei
Fruktosefrei	Nussfrei	Koffeinfrei	Nitratfrei
Kein Cholesterin	Keine Konservierungsstoffe	Ohne Gentechnik	Keine Farbstoffe

nach Ihrer Mahlzeit – und das über viele Stunden hinweg. Eine Studie hat gezeigt, dass mit Refigura das Hungergefühl bis zu vier Stunden nach Einnahme reduziert wurde. Dies ist genau der Zeitraum, in dem häufig Heißhungerattacken auftreten. Heißhunger führt oft dazu, sich mit kleinen, sehr gehaltvollen Snacks zu stärken und so viele Kalorien zu verzehren. Mit Refigura fällt es

Ihnen deutlich leichter, den vielen Versuchungen zu widerstehen und damit die tägliche Kalorienzufuhr einzugrenzen.

100 Prozent Natur – Die Inhaltsstoffe von Refigura

Die beschriebene Dreifach-Wirkung erscheint fast wie ein märchenhaftes Wundermittel, das Ihnen die Erfüllung Ihrer Träume verspricht. Übliche Schlankheitsmittel beinhalten, wie beschrieben, zahlreiche künstliche Zusatzstoffe, die Ihre Gesundheit schädigen können. In dieser Beziehung unterscheidet sich Refigura von anderen Präparaten. Denn Refigura ist absolut natürlich, ohne jegliche chemische Zusatzstoffe.

Refigura liefert maximale Wirksamkeit bei sehr guter Verträglichkeit. Nebenwirkungen wie Verstopfungen können bei einem empfindlichen

Was ist der KiOSlim Komplex?

Bei KiOSlim handelt es sich um einen **pflanzlichen Ballaststoffkomplex**, der von Refigura patentiert wurde und somit in keinem anderen Präparat zu finden ist. Zahlreiche Labortests zeigen: Mithilfe dieses Komplexes wird das bis zu **800-fache des Eigengewichts an Fetten gebunden. Kohlenhydrate** und **Zucker** werden nachweislich zu über **40% gebunden.**

Fette, Zucker und Kohlenhydrate würden andernfalls vom Körper verarbeitet und in Fettdepots gespeichert werden. Die Gewichtsabnahme und folglich der Fettabbau wären Ihnen dadurch nur durch erheblichen Verzicht möglich. Da Ihnen Refigura durch den **einzigartigen Wirkstoffkomplex** die Möglichkeit bietet, einen großen Teil dieser Stoffe im Körper zu binden und einfach auszuscheiden, können Sie deutlich genussvoller und ohne Verzicht und Hungergefühle abnehmen und Ihr Gewicht dauerhaft halten. Dank der zu **100% natürlichen Inhaltsstoffe** ist Refigura verträglich, gesund und wirksam.

Magen-Darm-Trakt durchaus auftreten. Gefährliche Nachwirkungen durch die Einnahme sind im Gegensatz zu künstlichen Präparaten ausgeschlossen. Wenn Sie nach der Einnahme von Refigura unter Verstopfung leiden, sollten Sie viel trinken. Das bringt Ihren Darm rasch wieder auf Trab. Bei seiner Wirkung setzt Refigura ausschließlich auf die Kraft der Natur. Refigura besteht nur aus natürlichen Extrakten von Pflanzen. Sie sind sorgfältig aufeinander abgestimmt, um Leistung und Verträglichkeit zu optimieren. Das Besondere: Diese Pflanzenextrakte bilden in Kombination mit den Faserstoffen von KiOnutrime-CsG einen einzigartigen Wirkstoffkomplex, den Sie nur in Refigura finden.

Was unterscheidet Refigura von anderen Diät-Präparaten?

Das dreifache Wirkprinzip ist die besondere Stärke von Refigura. Andere Diät-Präparate können im Test nicht diese vielseitige Wirkung zeigen. Präparate beispielsweise wie Almased, beruhen auf dem Konzept, eine bis zwei Mahlzeiten am Tag durch einen Shake zu ersetzen. Diese Art der Diät halten nur wenige durch, denn sie fordert ständigen Verzicht. Wer abnehmen will, ist bereit, weniger zu essen. Doch jede Form von kulinarischem Genuss zu unterbinden und stattdessen auf ein Getränk zurückzugreifen, ist keine Option, die lange durchgehalten werden kann. Auch ist diese Form der Gewichtsabnahme nicht nachhaltig. Heißhungerattacken sind quasi vorprogrammiert.

Konzepte mit Diätgetränken fordern von Ihnen, sich ständig einzuschränken. In Form eines Shakes soll der Körper dennoch die benötigten Nährstoffe in künstlicher Form erhalten.

Refigura erlaubt es Ihnen hingegen, zu essen, was immer Ihnen schmeckt. Im Grunde müssen Sie nicht hungern, Sie müssen nur bewusster essen und gegebenenfalls die Portionen etwas reduzieren, falls Sie sich im Laufe der Zeit an allzu große Portionen gewöhnt haben.

Refigura ermöglicht es Ihnen, weiter Ihre Lieblingsgerichte zu genießen. Sie nehmen trotzdem ab, weil Fette, Kohlenhydrate und Zucker im Verdauungssystem gebunden werden und deshalb nicht ansetzen. Die benötigten Nährstoffe müssen nicht wie bei den Diät-Shakes künstlich zugeführt werden. Sie nehmen sie auf ganz natürliche Weise mit Ihrer Nahrung auf.

Im Vergleich zu anderen Abnehmprodukten lässt sich Refigura auch deutlich einfacher in Ihren Alltag integrieren. Schließlich soll die Diät nicht Ihr ganzes Leben auf den Kopf stellen. Detaillierte Ernährungspläne und künstliche Ersatznahrungen beeinträchtigen Ihr tägliches Leben. Sie sind deshalb nicht für langfristiges Abnehmen geeignet. Viele Menschen scheitern daran, mit ihnen, dauerhaft Gewicht zu verlieren.

Refigura ist dabei so unkompliziert, wie es die anderen Abnehmprodukte nicht sein können. Die jeweils zu einer Mahlzeit gehörenden Portionen sind in praktischen Sticks verpackt, die problemlos in jede Handtasche passen. Vor jeder Mahlzeit lösen Sie den Inhalt dieses Sticks schnell in einem Glas Wasser auf und trinken dies. Alternativ können Sie Refigura auch in Fruchtsaft, Tee oder Kaffee auflösen, ganz wie es Ihnen beliebt und wie es in Ihren Tagesablauf passt. Der Geschmack ist dezent und angenehm. Danach können Sie normal mit Kollegen, Freunden und Familie essen und müssen auf nichts verzichten. Sie müssen auch niemandem etwas erklären, denn Refigura können sie ganz diskret zu sich nehmen. Es erfordert keinen Aufwand und fällt niemandem auf.

Gegenüber einem reinen Fettbinder wie z.B. Formoline L112, hat Refigura den Vorteil, dass es nicht nur Fette, sondern auch Kohlenhydrate und Zucker bindet. Außerdem sättigt Formoline kaum. Dadurch kann es Heißhungerattacken nicht verhindern oder helfen, mit kleinen Portionen satt zu werden. Refigura ist damit ganz klar das beste Abnehmprodukt, das dem aktuellen Stand der wissenschaftlichen Forschung entspricht.

Ist Refigura gesundheitsschädlich?

Die einfache Anwendung spricht ebenso für Refigura wie der große Vorteil, abzunehmen, ohne zu hungern. Das mag für viele wie ein Wundermittel klingen, doch Refigura hat keine gesundheitsschädigenden Nebenwirkungen. Das unterscheidet Refigura von anderen Diätmitteln, von denen jeder vernünftige Mensch abraten würde. Die Gegenanzeigen und Nebenwirkungen dieser Chemiekeulen sind bekannt und definitiv ernst zu nehmen.

Niemand sollte für die erhoffte Traumfigur seine Gesundheit gefährden. Und gerade hierin unterscheidet sich Refigura von all den anderen Wundermitteln. Refigura ist dank seiner 100%igen natürlichen Inhaltsstoffe absolut unbedenklich. Die US-amerikanische Gesundheitsbehörde hat den beiden Ballaststoffkomplexen von Refigura den sogenannten GRAS Status erteilt. GRAS ist die Abkürzung für: generally recognized as safe. Das bedeutet, diese Wirkstoffe wurden als so sicher eingestuft, dass sie auch in Lebensmitteln verarbeitet werden dürfen. Deshalb kann man Refigura ohne Bedenken langfristig einnehmen. Refigura verspricht keine Wunder, sondern nutzt einfach das, was die Natur an wirksamen Inhaltsstoffen bietet. In wissenschaftlichen Labors wurden die Wirkungen der einzelnen Kombinationen der Pflanzenextrakte sorgfältig untersucht und aufeinander abgestimmt, so dass Sie Ihnen die Kraft der Natur wirksam hilft.

Ein Team aus Forschern und Ernährungsexperten hat mit Refigura ein Produkt geschaffen, das sich durch hohe Qualität und Zuverlässigkeit auszeichnet. In 19 unabhängigen klinischen Studien wurde diese außergewöhnliche Wirksamkeit der Wirkstoffe von Refigura belegt. Da die einzelnen Wirkstoffe bereits sehr effektiv sind, steigert die Kombination der Pflanzenextrakte die Wirkung deutlich. Das belegt auch eine sogenannte Gold-Standard-Studie mit Refigura. Dabei konnte nachgewiesen werden, dass Refigura Abnehmen weit besser unterstützt als ein Scheinmedikament, ein Placebo. Übergewichtige Testpersonen nahmen ohne Änderung ihrer Lebensgewohnheiten bis zu 6,5 kg in 2 Monaten ab.

Produkte wie Formoline oder Almased können keine vergleichbare Wirksamkeit erzielen. Wenn Versuchspersonen zusätzlich zu der Einnahme dieser Präparate nur 1500 kcal/Tag zu sich nehmen und gleichzeitig massiv Sport treiben, können Sie damit ebenfalls abnehmen. Mit Refigura können Sie diesen Erfolg ohne starke Veränderung Ihrer Lebensgewohnheiten erzielen.

Da es sich bei den enthaltenen Pflanzenextrakten ausschließlich um natürliche Produkte handelt, ist Refigura absolut frei von Gluten, Laktose und Fructose. Auch Nüsse und Soja sind nicht enthalten. Selbst bei vorliegenden Nahrungsmittelunverträglichkeiten kann Refigura also völlig bedenkenlos eingenommen werden. Da Refigura selbstverständlich auch frei von tierischen Inhaltsstoffen ist, eignet sich die Einnahme von Refigura auch im Rahmen einer vegetarischen oder veganen Lebensweise. Künstliche Zusatzstoffe wie Aromen, Farb- und Konservierungsstoffe finden Sie in Refigura ebenfalls nicht.

Dies gewährleistet eine gute Verträglichkeit und eine gesunde, natürliche Ernährung. Nebenwirkungen sind möglich, wenn Sie über einen besonders empfindlichen Magen-Darm-Trakt verfügen. Da Refigura sogenannte Kalorienträger bindet, kann es in einzelnen Fällen zu Verstopfungen, Reizmagen, Magenschmerzen, Blähungen, Übelkeit oder Durchfall kommen.

Für die meisten Menschen ist Refigura allerdings sehr gut verträglich. Die Anzahl von unerwünschten Wirkungen, die auch vom Bundesinstitut für Arzneimittel und Medizinprodukte überwacht wird, beträgt bei Refigura nur 0,4%.

Refigura kann Ihr Leben verändern

Schlank, fit und gesund – sich rundherum in Ihrem eigenen Körper wohlfühlen, das ermöglicht Ihnen Refigura. Mit regelmäßiger Einnahme hilft Refigura, Ihren Stoffwechsel anzuregen. Die Fettverbrennung wird aktiviert. Sie werden erstaunt sein, wie leicht und effektiv Sie plötzlich abnehmen werden, ohne wirklich auf etwas zu verzichten.

Natürlich kann Ihnen niemand versprechen, dass Sie mit Refigura alles essen können und trotzdem abnehmen. Wer Refigura nimmt und hemmungslos schlemmt, wird auch mit diesem Mittel nicht abnehmen. Ein solches Wundermittel wäre ein überaus stark dosiertes, chemisches Präparat. Refigura verfolgt ein anderes Ziel. Sie sollen Ihr Essen weiter genießen und auf natürliche Weise alle wichtigen Nährstoffe zu sich nehmen. Auch die eine oder andere kulinarische Sünde ist mit Refigura erlaubt. Dennoch werden Sie Schritt für Schritt den Weg zu Ihrer Traumfigur gehen. Refigura vermeidet die Verwertung von Kalorien in Form von Zuckern und Fetten und verhindert so unschöne Fettpölsterchen. Sie werden dauerhaft gesättigt sein und keine Heißhungerattacken mehr verspüren. Gleichzeitig fördern Sie Ihre Gesundheit.

Dank Refigura werden Sie weniger und bewusster essen. Ihr Körper erhält alle wichtigen Nährstoffe und Mineralien, da Sie genügend verzehren. Auch der psychologische Effekt nach einer erfolgreichen Gewichtsreduktion mit Refigura ist enorm: Sie werden von Ihrer eigenen Konsequenz und Ihrem Abnehmerfolg begeistert sein.

Mit Refigura brauchen Sie Ihrer Diät nicht mit Grauen entgegenzusehen, als stünde ein Lebensabschnitt voller Entbehrungen vor Ihnen. Vielmehr können Sie sich auf eine gesunde, genussreiche Lebensphase freuen. Refigura bringt Sie zuverlässig zu Ihrem Traum – ein schlanker und gesunder Körper.

Refigura Vorteile

- ✔ Der erste 3-fach Kalorienbinder
- ✔ Reduziert Kohlenhydrate, Fette und Zucker um über 40%
- ✔ Reduziert das Hungergefühl bis zu 34%
- ✔ Senkt den Cholesterinspiegel
- ✔ Kein Heißhunger bis zu 4 Stunden nach Einnahme
- ✔ Wissenschaftlich belegte Wirkung
- ✔ 100% natürliche Wirkstoffe
- ✔ Allergikerfreundlich (Gluten,-Soja, Laktosefrei)
- ✔ Als Sticks und als Kapseln erhältlich

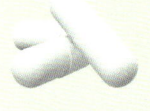

4

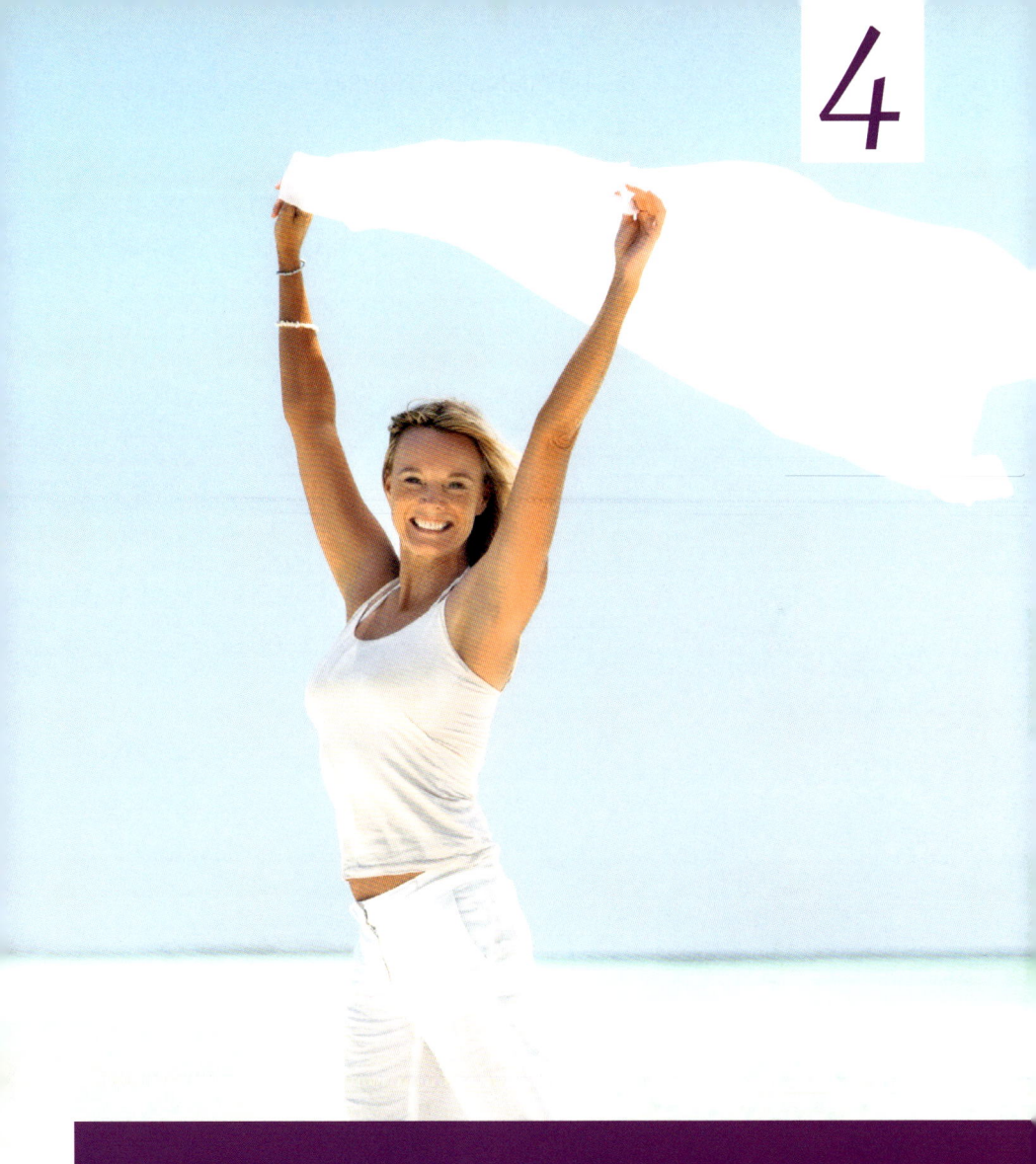

Ihr schlankes, gesundes Ich

Ihr gesundes, schlankes Ich

Dank Refigura wird Abnehmen einfach, effektiv und nachhaltig gelingen. Sie können in ein neues, schlankeres und damit wahrscheinlich auch glücklicheres Leben starten.

Die Grundkomponenten für ein schlankeres und gesünderes Leben haben Sie selbst in der Hand: Gesund essen, sich bewegen und auf die Unterstützung von Refigura vertrauen. Doch Sie können mehr tun. Aber die Umstellung der Ernährung und regelmäßiges Sporttreiben lassen sich oft nicht leicht in den Alltag einbinden. Schwierigkeiten bei der Umsetzung bringen viele Abnehmwillige dazu, den Weg zur Traumfigur nicht zu beschreiten.

Der innere Schweinehund ist bei vielen Menschen nicht ganz einfach zu überlisten. Doch manchmal sind es viele kleine und oft ganz leicht zu gehende Schritte, die letztlich zum Erfolg führen. Hier haben wir 20 Schlankheits-Tipps für Sie, die alle problemlos zu befolgen sind, dafür jedoch mit großer Wirkung glänzen.

20 Tipps, um schlank zu werden

1. Greifen Sie häufiger zu **Vollkorn**
2. Tricksen Sie bei den **Mengen**
3. Zuckerfreier **Kaugummi** bei Heißhunger
4. Lassen Sie sich **Zeit** beim Essen
5. Kochen Sie **Gemüsesuppe** als Appetitblocker
6. Legen Sie einen **Schlemmertag** ein
7. Legen Sie einen **Schlankheitstag** ein
8. Trinken Sie **Wasser** mit Beigabe
9. **Bitter** macht satt
10. Mit **kleinen Veränderungen** zum Erfolg
11. Reduzieren Sie **Stress**
12. Bauen Sie mehr **Bewegung in Ihren Alltag** ein
13. Setzen Sie auf schlanke **Alternativen**
14. Werden Sie **aktiv**
15. Nutzen Sie **technische Unterstützung**
16. Essen Sie **bewusster**
17. Kaufen Sie **bewusster** ein
18. Meiden Sie **appetitanregende Aromen**
19. **Räumen** Sie Ihre **Küche** auf
20. Führen Sie **Protokoll**

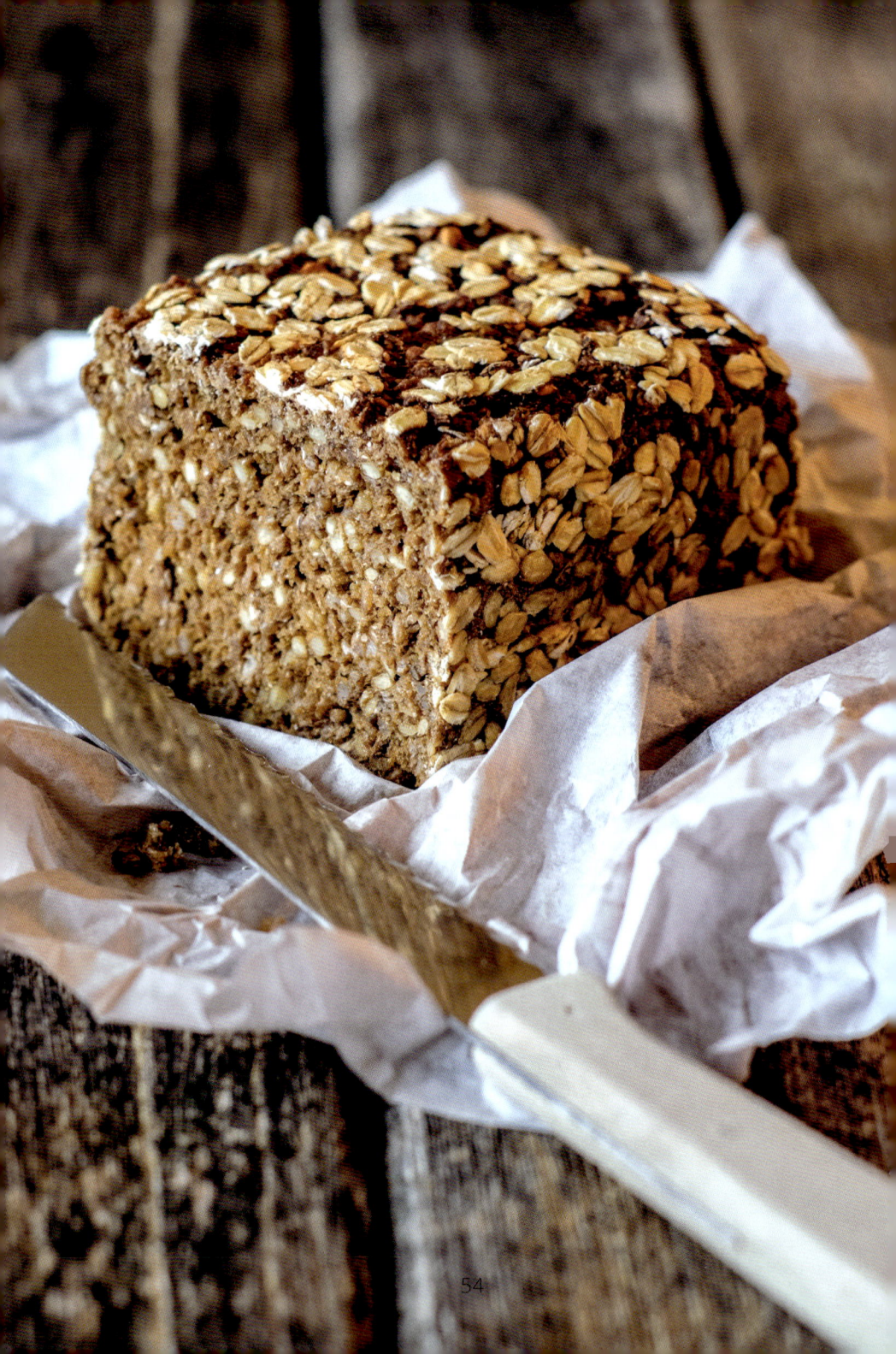

1. Greifen Sie häufiger zu Vollkorn

Es ist nicht nur die Kalorienanzahl, die zählt – auch nicht das enthaltene Fett oder der Zuckeranteil. Wichtig ist auch, wie satt eine Mahlzeit macht, besonders, wenn Sie abnehmen wollen. Sie kennen diesen Effekt vielleicht: Essen Sie eine Scheibe Weißbrot, haben Sie in kurzer Zeit wieder Hunger. Dabei ist die Kalorienmenge relativ groß.

Eine Scheibe Vollkornbrot hingegen wirkt viel sättigender. Ballaststoffe machen satt und können vom Körper zudem effizienter abgebaut werden. Greifen Sie daher so oft wie möglich zu Vollkornprodukten. Nehmen Sie Vollkornbrot und -brötchen, Vollkornreis und Vollkornnudeln. Damit tun Sie nicht nur Ihrer Figur etwas Gutes. Ballaststoffe regen Ihre Verdauung an. Und: Vollkorn verleiht allen Lebensmitteln einen herzhaften Geschmack.

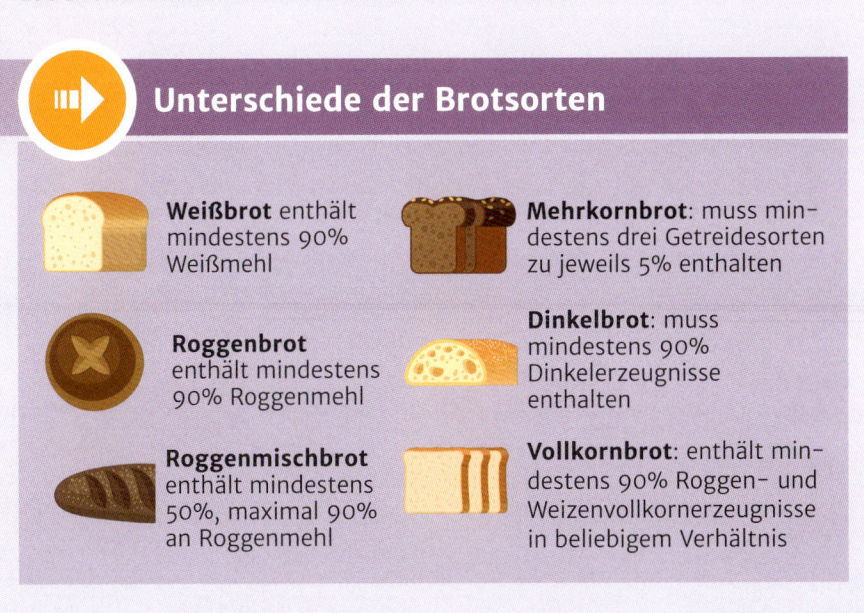

Unterschiede der Brotsorten

Weißbrot enthält mindestens 90% Weißmehl

Roggenbrot enthält mindestens 90% Roggenmehl

Roggenmischbrot enthält mindestens 50%, maximal 90% an Roggenmehl

Mehrkornbrot: muss mindestens drei Getreidesorten zu jeweils 5% enthalten

Dinkelbrot: muss mindestens 90% Dinkelerzeugnisse enthalten

Vollkornbrot: enthält mindestens 90% Roggen- und Weizenvollkornerzeugnisse in beliebigem Verhältnis

56

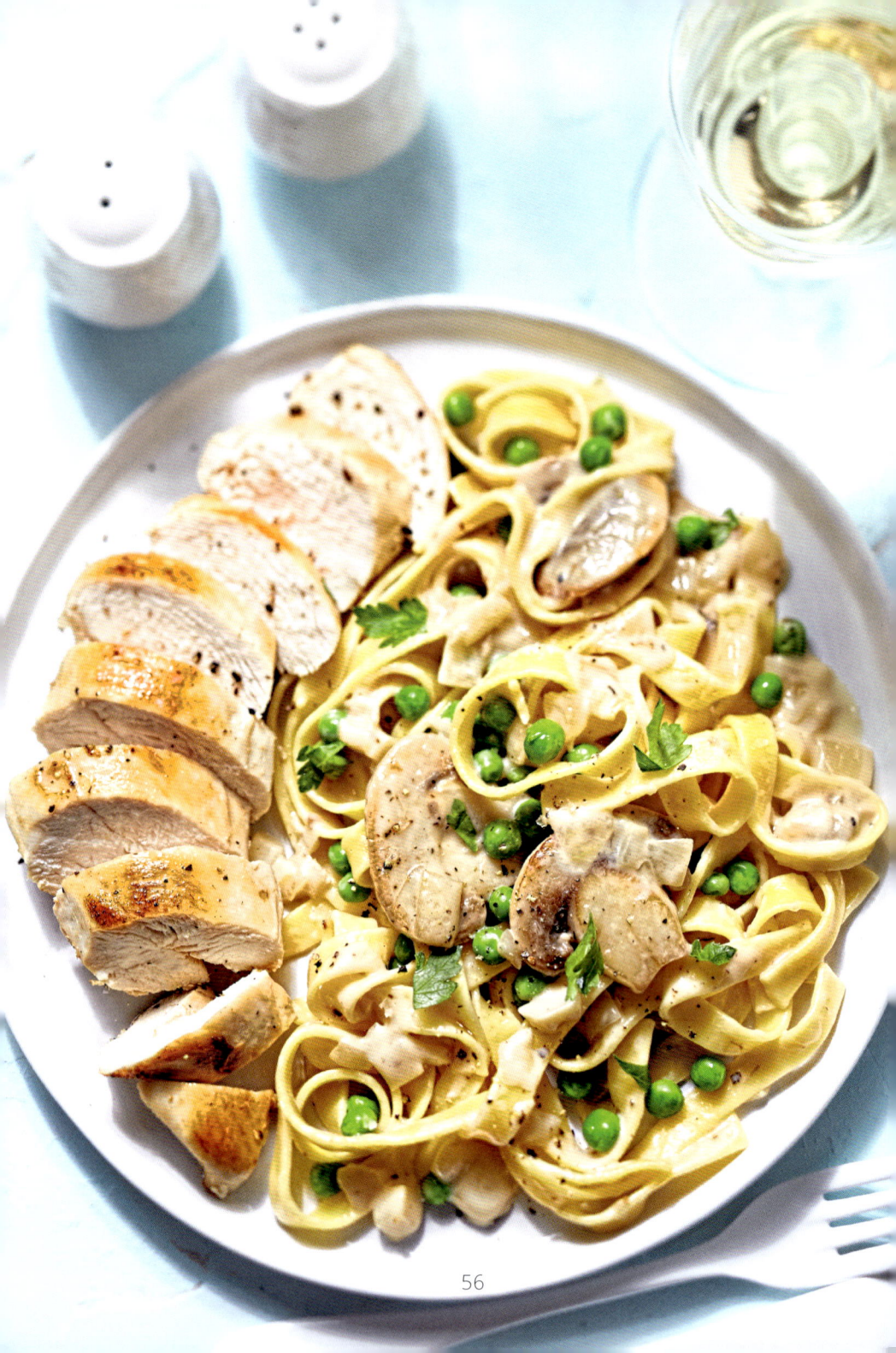

👤 2. Tricksen Sie bei den Mengen

Es ist Fakt: Sie essen wahrscheinlich mehr als nötig. Hunger hat immer auch eine psychologische Komponente. Sie essen wahrscheinlich mehr als nötig. Dabei wäre eine deutlich kleinere Portion mit großer Wahrscheinlichkeit ebenfalls ausreichend.

Achten Sie deshalb beim Füllen Ihres Tellers mit Bedacht auf kleine Portionen. Sie können Sie so anrichten, dass sie größer wirken. Auch kleine Teller lassen die Portion viel üppiger erscheinen. Sie werden staunen, wie gut sich Ihr Unterbewusstsein überlisten lässt.

Fleisch mit einem höheren Fettanteil ist köstlich, muss aber nicht in einer riesigen Portion auf dem Teller vertreten sein. Versagen Sie sich keinen Genuss, wenn Sie Lust darauf verspüren. Aber achten Sie auf kleine Portionen.

Greifen Sie zu bei Vollkornreis, Vollkornnudeln und Gemüse. Bei italienischer Pasta läuft Ihnen das Wasser im Mund zusammen? Gönnen Sie sich die Nudeln als Beilage und essen Sie dazu reichlich mageres Eiweiß, zum Beispiel schonend gegartes Putenfilet. So müssen Sie auf nichts verzichten und sparen doch eine Menge Kalorien ein.

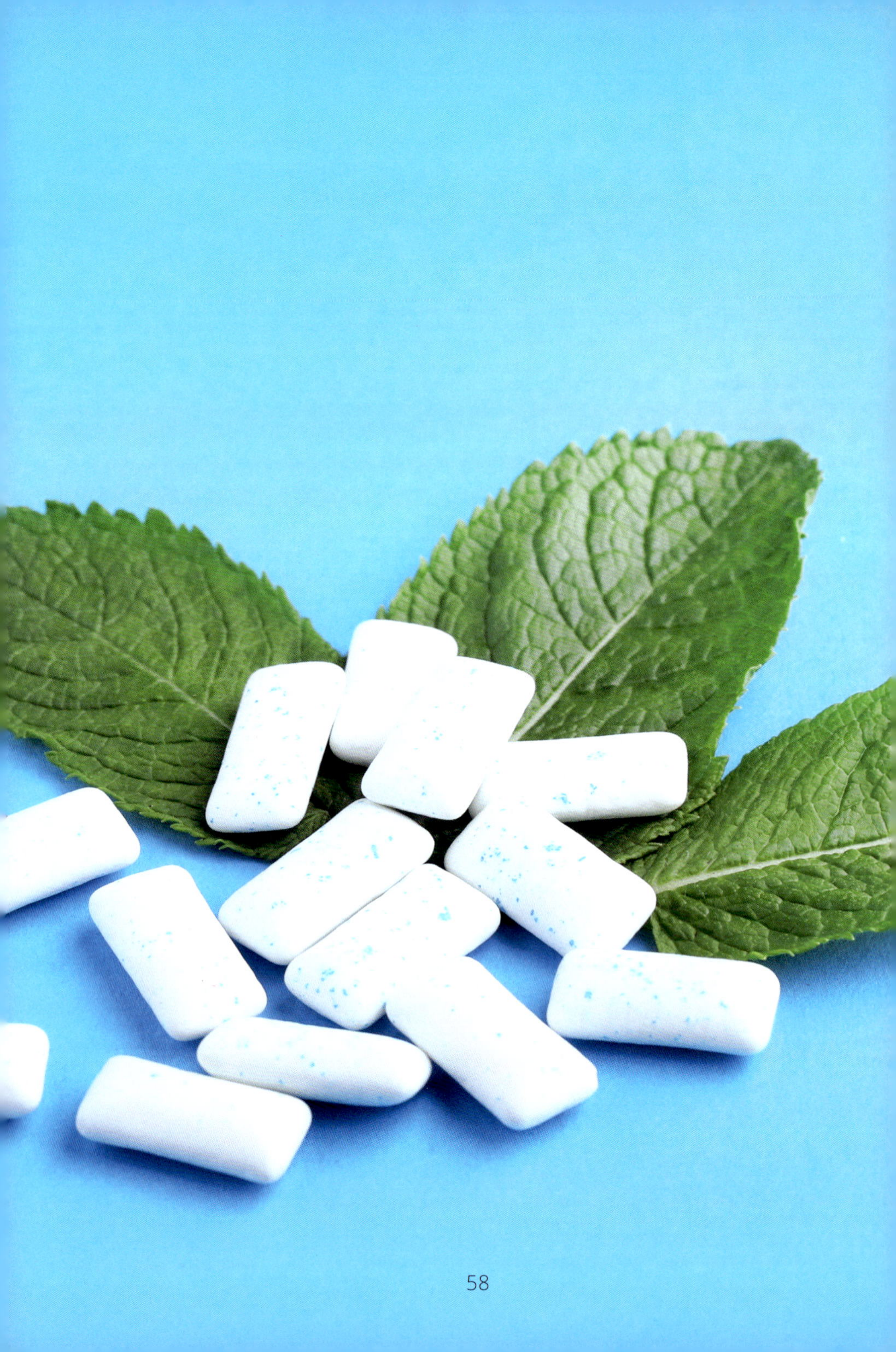

3. Zuckerfreier Kaugummi bei Heißhunger

Gerade zu Beginn einer Ernährungsumstellung werden Sie vielleicht noch die ein oder andere Heißhungerattacke verspüren. Jetzt bloß nicht nachgeben.

Zuckerfreier Kaugummi ist in diesem Fall eine perfekte Last-Minute-Lösung. Sie befriedigen damit ein akutes Bedürfnis und werden bereits nach wenigen Minuten merken, wie der Heißhunger nachlässt.

Kaugummi steigert die Konzentration

Das Kauen von Kaugummi verbessert die Konzentration und das kurzfristige Gedächtnis. Das haben englische Forscher in einer Studie herausgefunden, die im britischen Journal of Psychology erschienen ist. Für die Studie absolvierten 40 Teilnehmer einen Aufmerksamkeitstest mit akustischen Signalen. Die Hälfte der Kandidaten durfte während des Tests Kaugummi kauen. Das Ergebnis: Die Kauer erbrachten fast konstante Leistung, während die anderen Probanden nach einer Zeit schwächelten.

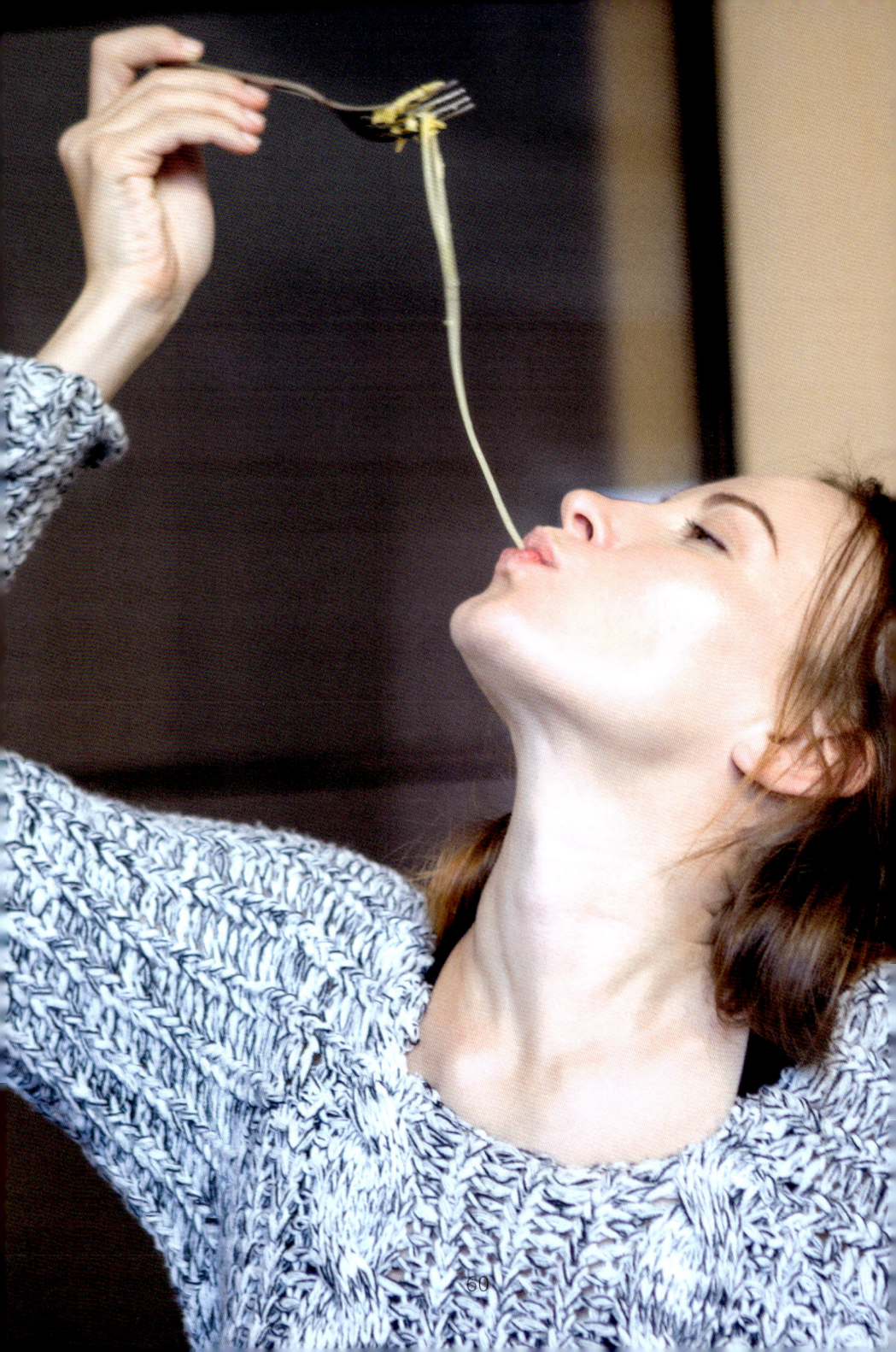

4. Lassen Sie sich Zeit beim Essen

Nehmen Sie sich Zeit, wenn Sie essen. Das ist aus zwei Gründen wichtig. Zum einen ist rasches Essen schlecht für die Verdauung. Eine gut funktionierende Verdauung hilft Ihrem Körper, Nahrungsmittel optimal zu verwerten. Das ist besonders beim Abnehmen wichtig.

Zum anderen tritt des Gefühl der Sättigung erst mit rund 15 Minuten Verzögerung nach Beginn einer Mahlzeit ein. Das Gehirn braucht eine Zeit lang, um das Essen zu registrieren. Wenn Sie schnell essen, haben Sie zu viel verzehrt, bevor Sie sich satt fühlen. Gerade wegen zu schnellen Essens nehmen die meisten Menschen viel zu viele Kalorien zu sich. Essen Sie also lieber langsam und ruhig.

Führen Sie nur kleine Happen zum Mund und kauen Sie langsam und sorgfältig. Machen Sie zwischendurch kleine Pausen und horchen Sie in sich hinein. So werden Sie schnell merken, dass Sie mit relativ kleinen Portionen bereits ausreichend satt werden.

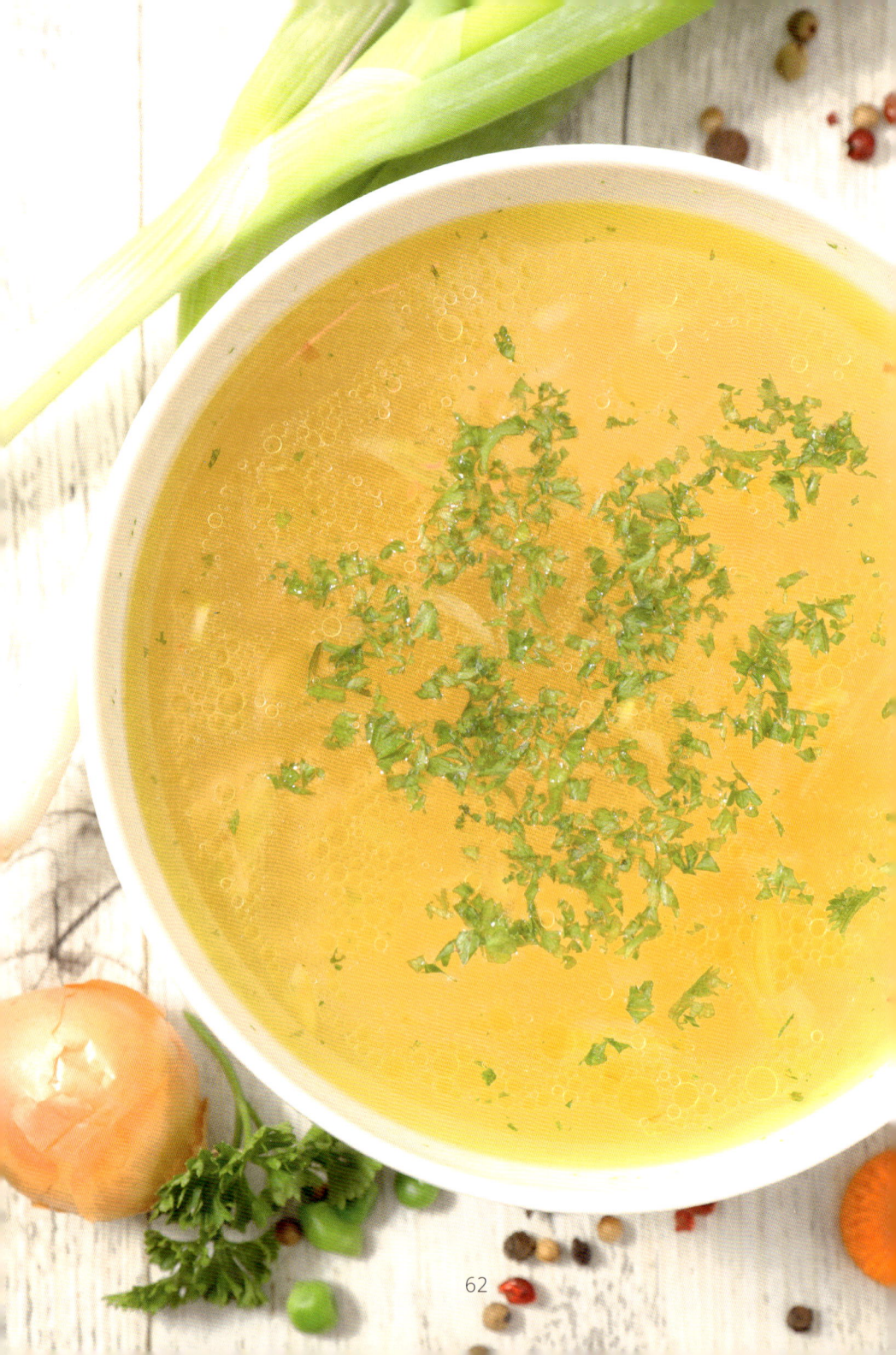

🕴 5. Kochen Sie Gemüsesuppe als Appetitblocker

Ihr Hunger ist groß und Sie befürchten, mit einer normalen oder gar kleinen Portion nicht satt zu werden? Dann kochen Sie eine leckere Gemüsesuppe. Wenn Sie einen Teller Gemüsesuppe als ersten Gang vor Ihrer eigentlichen Mahlzeit zu sich nehmen, füllen Sie Ihren Magen mit einer kalorienarmen, gesunden Speise. Dadurch werden Sie deutlich weniger von der kalorienreichen Hauptmahlzeit verzehren. Sie können beliebiges Gemüse je nach Saison verwenden und abwechslungsreich kombinieren. Kochen Sie einen großen Topf auf Vorrat.

Gemüsesuppe lässt sich hervorragend einfrieren. Wenn Sie der Hunger plagt, haben Sie mit dieser Suppe eine gesunde Vorspeise, die in kurzer Zeit auf dem Tisch steht. Eine Gemüsesuppe eignet sich auch als schnelle, leichte Hauptmahlzeit. Bei Zeitdruck verhindert die Suppe Besuche im Fast-Food-Restaurant und Bestellungen beim Pizza-Lieferdienst. Gemüsesuppe ist nahrhaft und sättigt gut. Sie hat wenige Kalorien und reichlich Vitamine und Mineralstoffe.

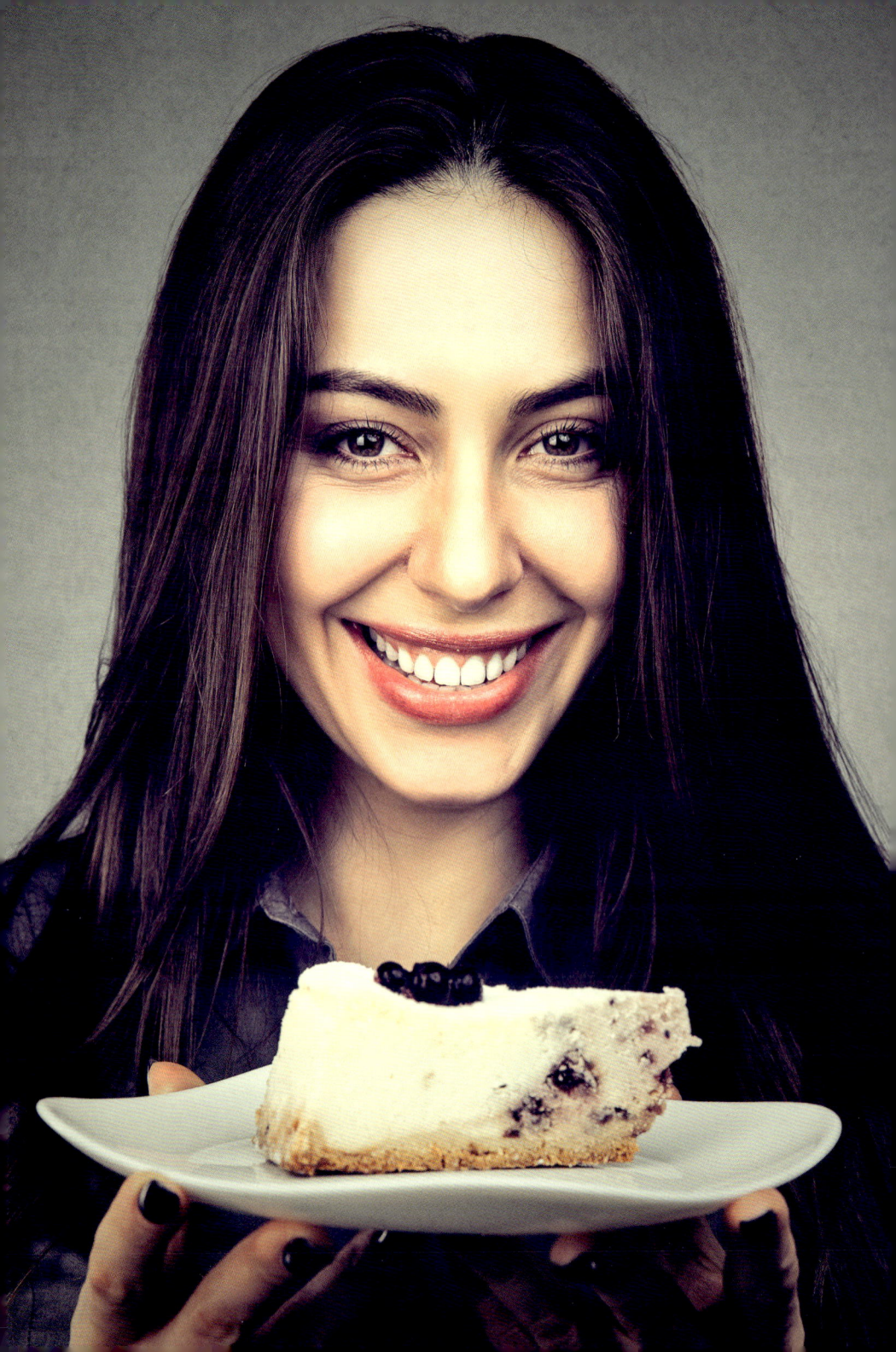

6. Legen Sie einen Schlemmertag ein

Dieser Tipp wird Ihnen gefallen. Abnehmen muss nicht zwangsläufig bedeuten, auf alles zu verzichten, das Ihnen schmeckt. Im Gegenteil: Es ist sogar kontraproduktiv, sich zu vieles zu verkneifen. Je mehr Sie auf Schokolade, Kuchen & Co. vermeiden, umso größer wird Ihr Appetit darauf werden. Beim Abnehmen rächt es sich, alle Lieblingsspeisen als verboten zu betrachten. So kommt es meist nach längerem Verzicht zu einem »Sündenfall«, der Ihren Erfolg gefährdet. Geben Sie Ihren Gelüsten ruhig einen Raum und eine feste Zeit. Legen Sie regelmäßig einen Schlemmertag ein, an dem Sie sich ganz bewusst alles gönnen, worauf Sie gerade Lust haben.

Ihr Appetit wird damit gestillt, und Sie haben am nächsten Tag wieder genügend Elan, um weiter Disziplin und Durchhaltevermögen für Ihre Diät aufzubringen. Ein Schlemmertag bedeutet nicht, sich hemmungslos vollzustopfen. Genießen Sie an einem festgelegten Tag Köstlichkeiten bewusst als Belohnung. Das stärkt Ihre Motivation ungemein.

Sie befürchten, durch den Schlemmertag zu viele Kalorien zu sich zu nehmen und dadurch Ihre Abnehmerfolge wieder zunichte zu machen? Kein Problem, denn dafür haben wir gleich Tipp Nummer 7 für Sie.

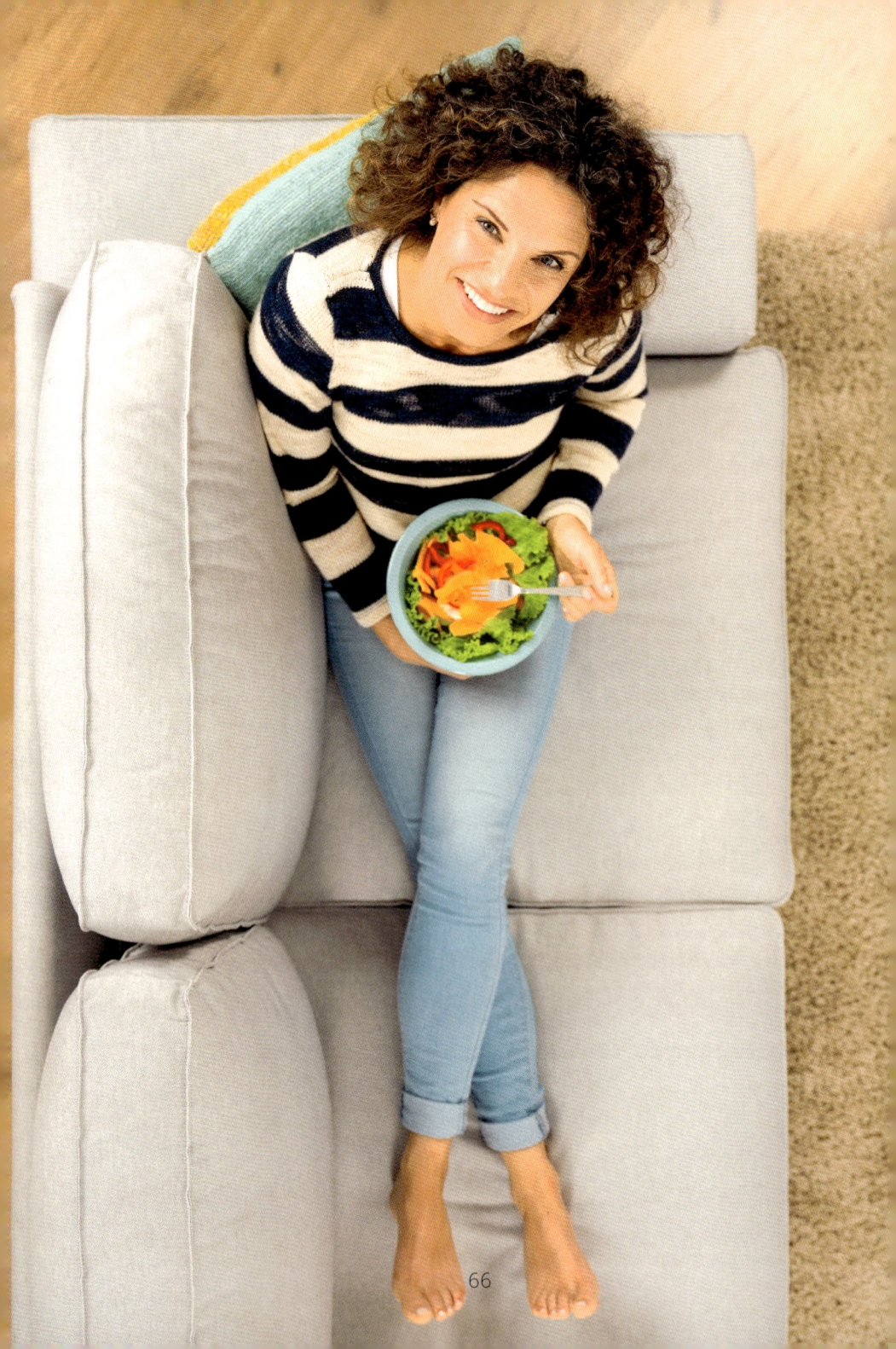

7. Legen Sie einen Schlankheitstag ein

Selbst der diszipliniertste Diät-Plan lässt sich im Alltag nicht dauerhaft durchführen. Da gibt es die bereits erwähnten Gelüste und den Appetit auf Dinge, die Sie besonders gerne mögen. Außerdem führen gesellschaftliche Verpflichtungen häufig dazu, dass Sie Ihren Diätplan nicht einhalten können.

Feste, Partys und Einladungen sollten Sie nicht wegen Ihrer Diät ausschlagen. Auch Feiertage sollten Sie im Kreis der Familie mit gutem Essen genießen können. Sie sollen und können sich an diesen Tagen und Abenden nicht immer alles verkneifen. Das müssen Sie auch gar nicht. Wichtig ist es, für den nötigen Ausgleich zu sorgen. Planen Sie einfach am Folgetag einen sogenannten Schlankheitstag ein, an dem Sie wirklich nur kalorienarm essen und viel trinken.

Damit gleichen Sie die überschüssigen Kalorien des Vortags aus und haben trotzdem nicht das Gefühl, auf etwas verzichtet zu haben. An Schlank-Tagen sollten Vollkornreis, Gemüse, gesunde Shakes und vor allen Dingen viel Wasser auf dem Speiseplan stehen. Dies führt uns zu Tipp Nummer 8.

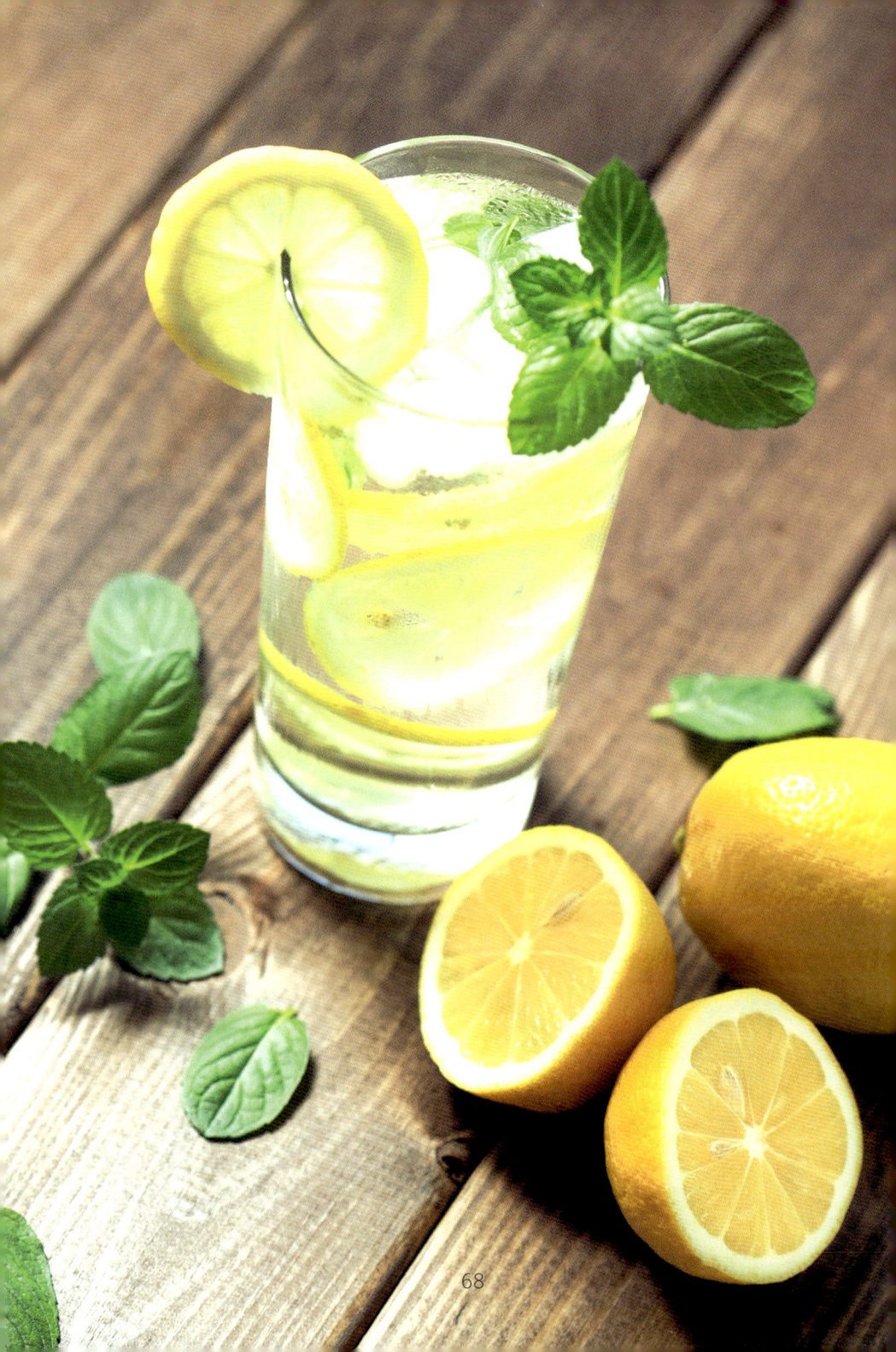

8. Trinken Sie Wasser mit Beigabe

Es ist wichtig, während einer Diät viel zu trinken. Je mehr Sie an Flüssigkeit zu sich nehmen, umso besser arbeiten Ihr Stoffwechsel und die Fettverbrennung. Wasser spielt bei fast allen Stoffwechselprozessen im Körper eine Rolle. Natürlich ist es dabei am besten, Wasser zu trinken. Selbst Fruchtschorlen haben einen recht hohen Zuckeranteil. Sie können aber noch mehr tun: Reichern Sie Ihr Wasser mit Beigaben an. Das können Früchte wie auch andere Zugaben sein. Sie profitieren hierbei doppelt. Zum einen verleiht das Geschmack. Abwechslungsreiche Getränke trinken Sie leicht in größeren Mengen.

Zum anderen wirken die verschiedenen Zugaben auch in besonderer Weise. Zitronensaft etwa ist nicht nur vitaminreich, sondern ist auch ein besonders guter Fettlöser. Ingwer, welches bestenfalls mit dem Wasser aufgekocht wurde und Gelegenheit hatte zu ziehen, ist hervorragend dazu geeignet, den Stoffwechsel auf Hochtouren zu bringen. Auch Salatgurken schmecken nicht nur herrlich frisch, sondern sind auch gute Fettkiller. Früchte liefern Vitamin C und stillen den Heißhunger auf Süßes. So macht es regelrecht Freude, über den Tag verteilt mehrere Liter zu trinken.

Kombinationsideen

- Ingwer-Zitrone
- Erdbeer-Minze
- Apfel-Zimt
- Wassermelone
- Zitronen-Limetten-Orange
- Gurke-Limetten-Zitrone
- Ananas-Salbei
- Brombeere-Zitrone-Minze
- Minze-Lavendel-Zitrone
- Kiwi-Himbeere-Pfirsich

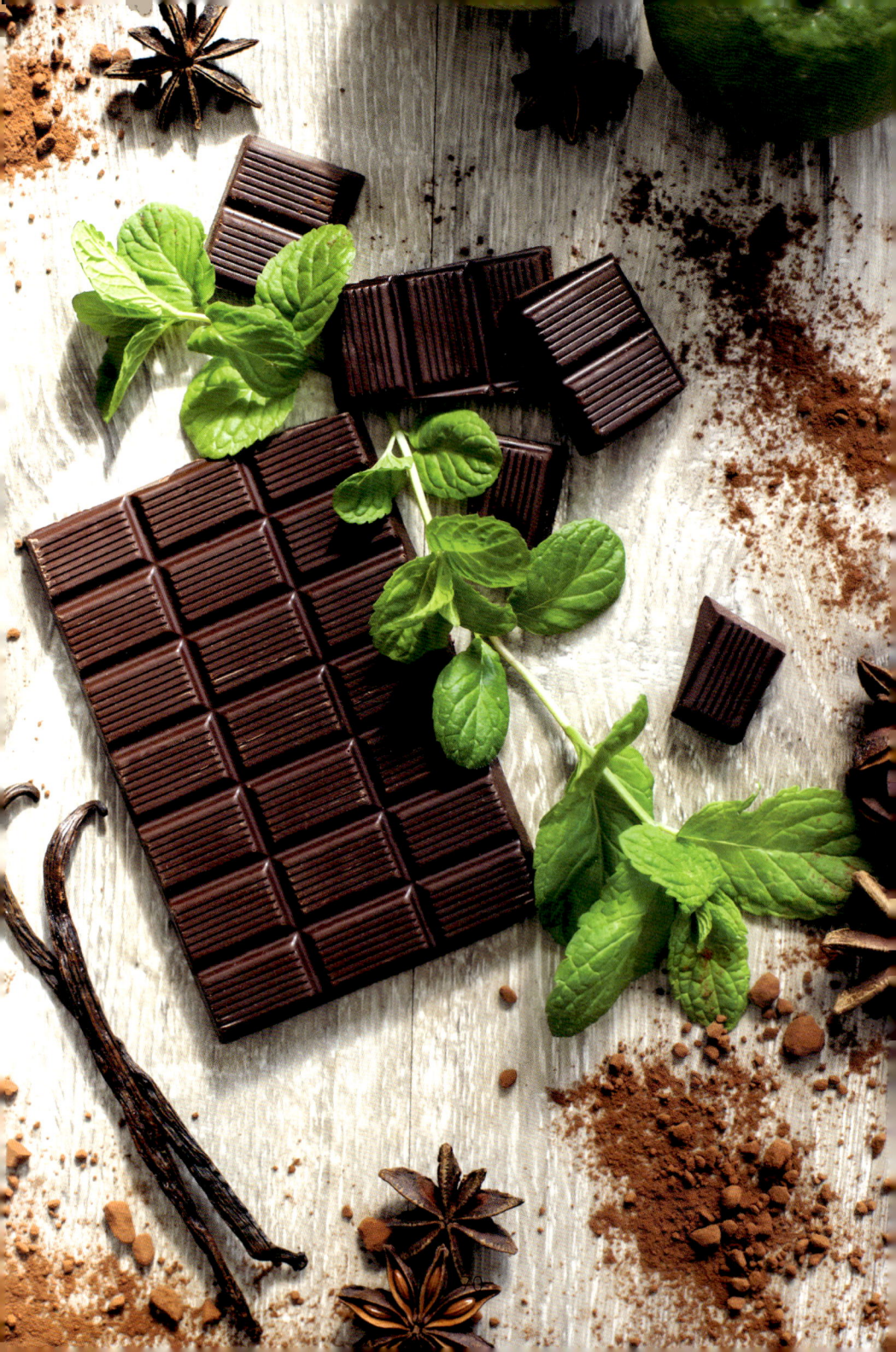

🧍 9. Bitter macht satt

Wissenschaftler haben herausgefunden, dass in der Nahrung enthaltene Bitterstoffe schnell satt machen. Dieses Wissen können Sie nutzen, um weniger zu sündigen und Ihren Appetit besser zu steuern. Lust auf Schokolade? Dann greifen Sie also lieber zur Variante Zartbitter statt Vollmilch. Tatsächlich werden Sie davon wahrscheinlich weniger essen. Damit haben Sie wieder ein paar Kalorien gespart.

▶ Schokoladenkunde

Weiße Schokolade

Diese Schokolade enthält mindestens **20 Prozent Kakaobutter**, das Fett der Samen, und kein Kakaopulver. Das erklärt die helle Farbe der Schokolade. Ihrem feinen Aromaprofil fehlen die kräftigen Töne gerösteter Kakaobohnen.

Milch- und Vollmilchschokolade

Diese Sorten sind mild im Geschmack. Der gesamte Anteil an Kakao beträgt bei **Milchschokolade 25 Prozent** und **bei Vollmilchschokolade 30 Prozent**, inklusive Kakaobutter. Der vorgeschriebene Mindestgehalt an fettfreier Kakaomasse ist 2,5 Prozent.

Zartbitter- und Bitterschokolade

Übersteigt der Kakaoanteil **50 Prozent**, heißt die Tafel Zartbitter- oder Halbbitterschokolade. Bei mehr als **60 Prozent** spricht man von Bitterschokolade. Sie enthält wenig Zucker und manchmal keine Milchbestandteile.

Edelschokolade

Als Edelkakaos gelten die Sorten Arriba, Trinitario und Criollo, die hauptsächlich in Ecuador, Venezuela und in der Karibik gedeihen. Enthält eine Schokolade mehr als **40 Prozent edle Kakaosorten**, darf sie sich Edelschokolade nennen.

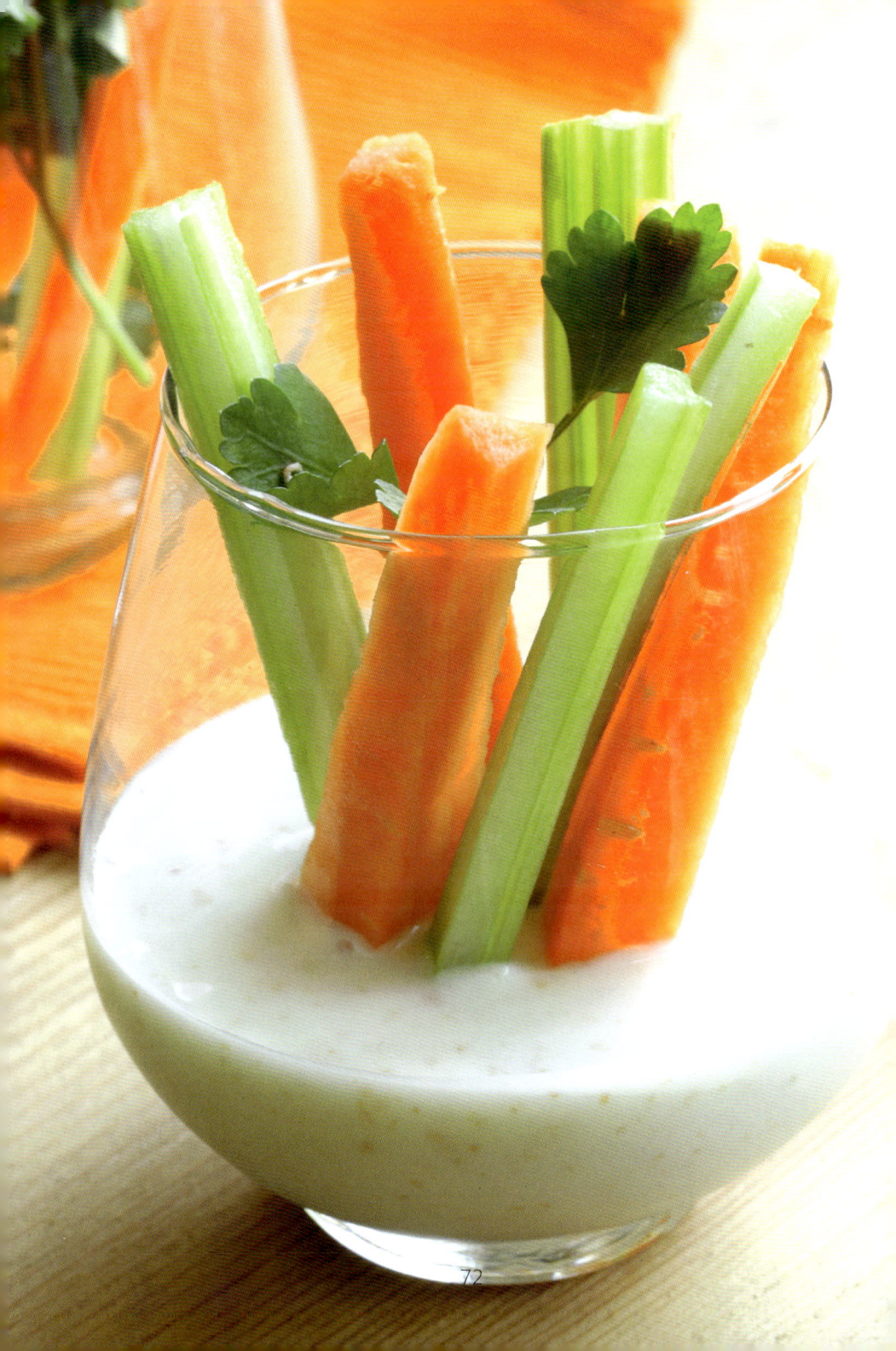

10. Mit kleinen Veränderungen zum Erfolg

Es muss nicht immer die enorme Ernährungsumstellung sein. Überfordern Sie sich und Ihren Willen nicht! Je größer die Umwälzung in Ihrem Leben ist, umso größeres Durchhaltevermögen fordern Sie von sich selbst. Manchmal sind es kleine, kaum merkbare Veränderungen, die langfristig zum Erfolg führen. Gehen Sie in die Eisdiele und gönnen Sie sich einen Eisbecher, wenn Sie wollen. Aber bestellen Sie den Becher Ihrer Wahl einfach ohne Sahne. Sie werden sie kaum vermissen, dabei sparen Sie jedoch einiges an Kalorien und Fett. Apropos Eisdiele: Gönnen Sie sich ruhig ein Eis. Wenn Sie Zitrone statt Vanille oder Erdbeere statt Schokolade wählen, sparen Sie ebenfalls Kalorien. Den Wechsel zur fettarmen Variante werden Sie geschmacklich nicht bemerken, wohl aber auf der Hüfte. Wenn Sie sich ein Stück Kuchen gönnen, muss es auch nicht immer die Sahnetorte sein. Obstkuchen haben viel weniger Kalorien.

Chips sind echte Kalorienbomben, reich an Fett. Doch viele Menschen lieben diesen Snack und möchten darauf nicht ständig verzichten. Servieren Sie deshalb mageren, gewürzten Quark zu den Chips. Der Quark sättigt ungemein und erleichtert es, nicht allzu viele Chips zu essen.

Denken Sie in Ruhe darüber nach, an welcher Stelle Ihres Alltags Sie auf diese Weise nahezu unbemerkt Kalorien einsparen können. Möglichkeiten gibt es viele.

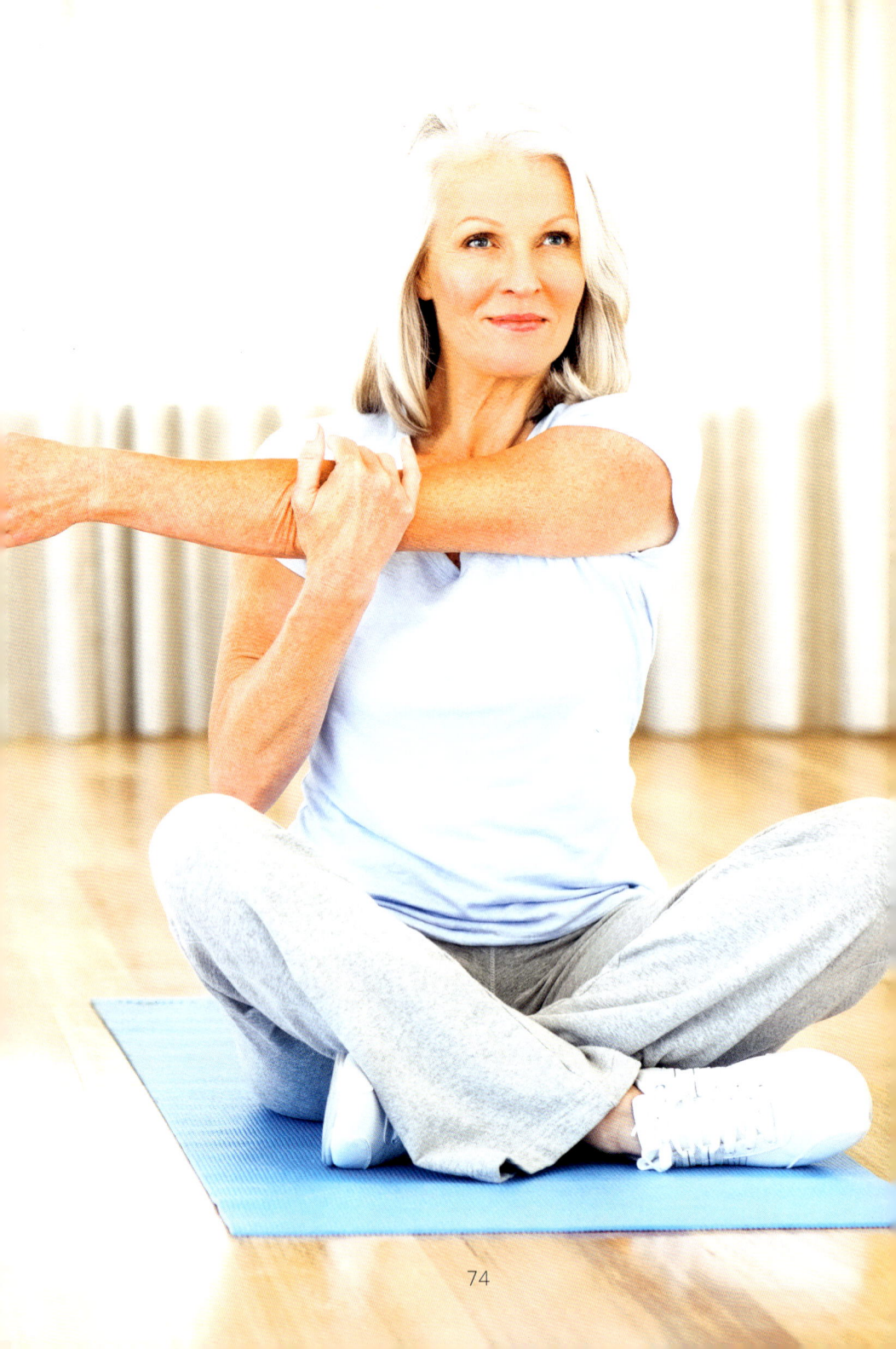

11. Reduzieren Sie Stress

Es wird immer wieder darüber gesprochen und ist tatsächlich wahr: Stress macht dick! Dies liegt nicht allein daran, dass wir in einem stressigen Alltag eher zu ungesundem Essen greifen, uns zu wenig Zeit nehmen und unregelmäßig essen. Es gibt vielmehr einen biologischen Grund für diese Tatsache: Bei Stress schüttet der Körper große Mengen des Hormons Cortisol aus. Dieses Hormon hat die Aufgabe, den Stoffwechsel zu bremsen, um so in stressigen Zeiten Energiereserven freizusetzen.

Der Nachteil: Dadurch hemmt Cortisol auch den Fettabbau, ein absolut unerwünschter Nebeneffekt im Rahmen einer Diät. Wenn Sie etwas für Ihre Figur tun wollen, reduzieren Sie Stress und setzen Sie auf Entspannung. Ihre Gesundheit wird in vielfältiger Weise davon profitieren. Es fällt Ihnen schwer, Ruhe in Ihren hektischen Alltag zu bringen? Planen Sie Ruhemomente ganz bewusst und machen Sie gezielt Entspannungs- und Meditationsübungen. Autogenes Training oder Yoga sind auch für Anfänger geeignet. Yoga stärkt zudem Ihre Flexibilität.

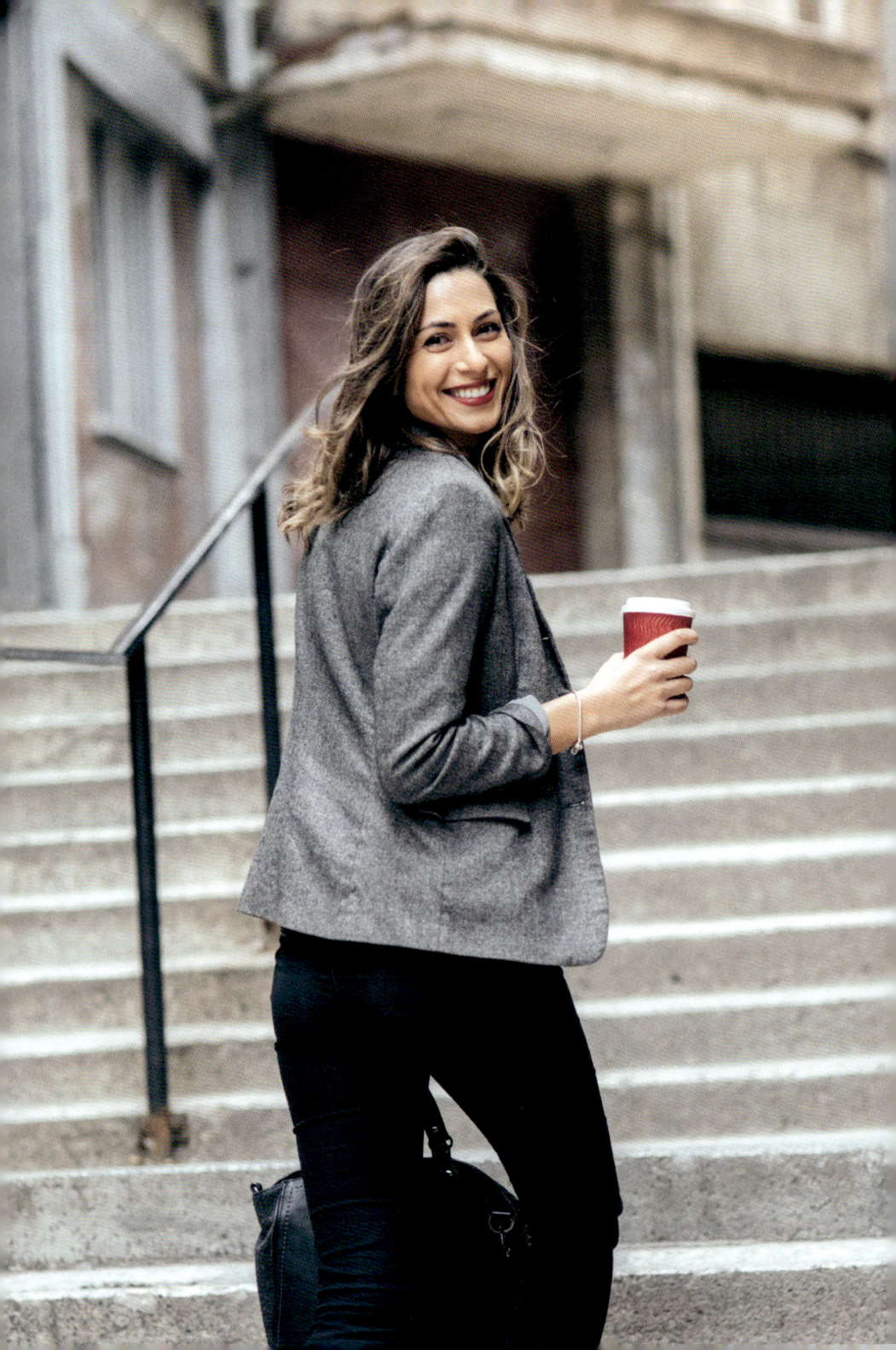

12. Bauen Sie mehr Bewegung in Ihren Alltag ein

Je mehr Sie sich bewegen, desto besser funktioniert Ihr Stoffwechsel und die Fettverbrennung. Sie sind ein Sportmuffel? Das ist nicht gleich ein Grund, jegliche Bewegung vorschnell abzuschreiben. Auch hier können Sie mit wenig Aufwand und nur minimalen Veränderungen viel bewirken. Ein stehender Arbeitsplatz bei einem Schreibtischjob ist rückenfreundlich und gut für Ihre Figur. Stehend verbrauchen Sie nämlich viel mehr Kalorien als sitzend. Steigen Sie häufig Treppen, statt den Aufzug zu nehmen. Laufen Sie beim Telefonieren herum. Organisieren Sie Ihren Alltag so, dass Sie gezwungen sind, öfter einmal zu gehen.

Die menschliche Natur neigt dazu, sich das Leben so einfach wie möglich zu machen. Für die Fettverbrennung ist es aber besser, wenn Sie sich zu Bewegung zwingen. Überlisten Sie sich deshalb selbst. Statt sich beispielsweise eine Flasche Wasser auf den Schreibtisch zu stellen, wählen Sie ein kleines Glas. Dann sind Sie gezwungen, mehrmals den Weg in die Küche anzutreten. Verteilen Sie Dinge des täglichen Bedarfs in Ihrem Zuhause, so dass Sie viel herumlaufen müssen. Das mag manchmal vielleicht nervig und anstrengend sein, sorgt aber wie von selbst für die notwendige Bewegung. Es bietet sich auch an, Dinge, die Sie häufig verwenden, in die oberen Regale Ihrer Schränke einzuräumen, so dass Sie mehrmals täglich eine kleine Trittleiter hoch und runterklettern müssen.

Außerdem können Sie sich kleinere Bewegungseinheiten angewöhnen: Wählen Sie für Ihre Strecken bewusst einen kleinen Umweg. Gehen Sie zu bestimmten Zeiten eine kleine Runde. Denken Sie darüber nach und werden Sie kreativ!

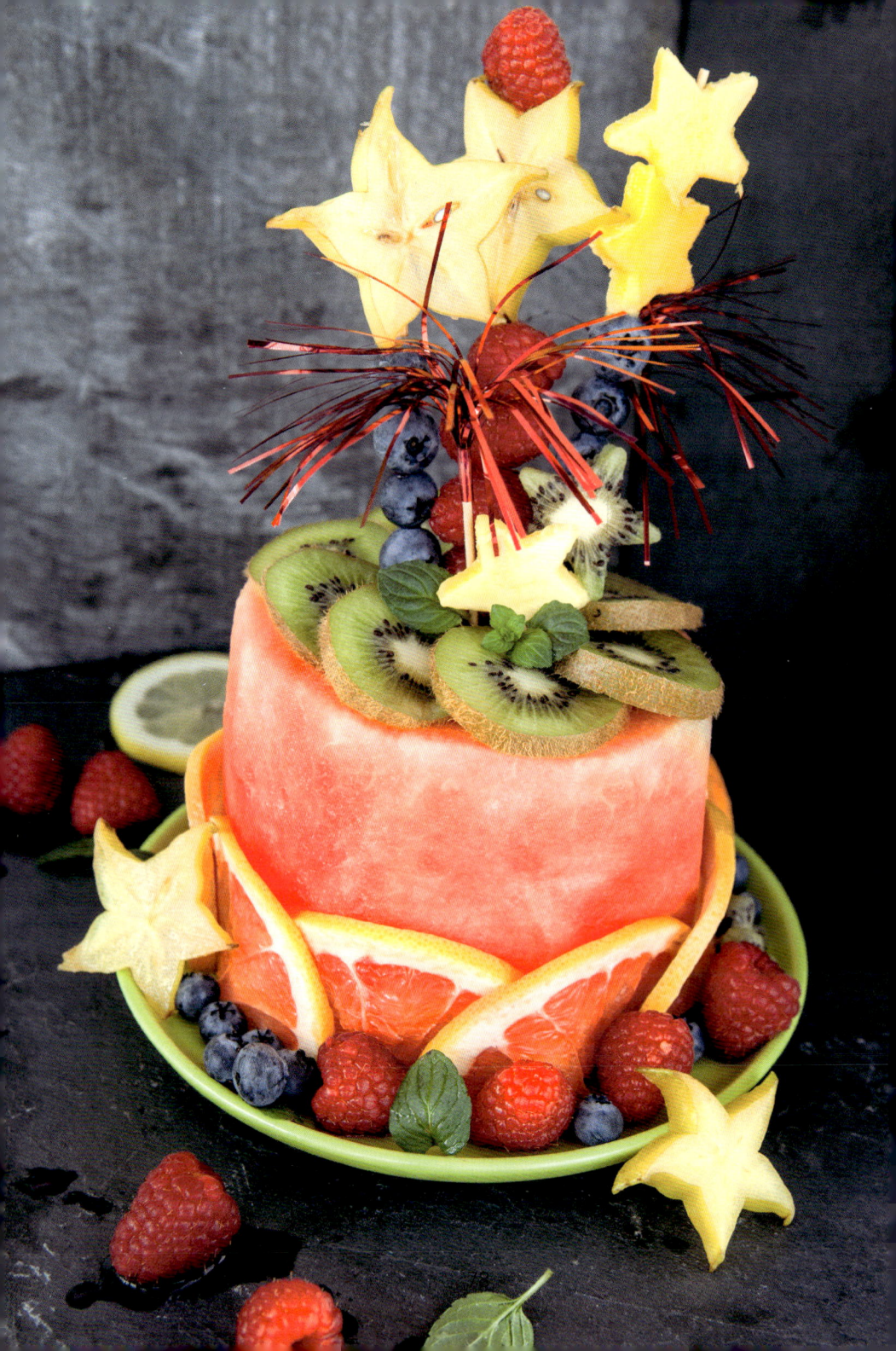

13. Setzen Sie auf schlanke Alternativen!

Auf dem Weg zum Traumgewicht geht es nicht um alles oder nichts. Genuss und Askese müssen sich dabei nicht gegenüberstehen. Sie können jedoch ganz leicht kalorienreiche Kost mit schlanken Alternativen ersetzen. Fruchteis statt Milcheis und Obstkuchen statt Sahnetorte sind nur zwei Beispiele.

Naschen Sie abends vor dem Fernseher getrocknete Früchte und Apfelchips statt Erdnussflips und Paprikachips. Trinken Sie ungesüßten Früchtetee statt Fruchtsaft. Wählen Sie als Dessert Obstsalat statt einem Eisbecher. Ein Essig-Öl-Dressing zum Salat ist kalorienärmer als ein Joghurtdressing.

Energiedichte

Die Energiedichte gibt an, wie viele **Kalorien** ein Lebensmittel bei einer bestimmten Menge oder einem **bestimmten Volumen** hat. Ob die Energiedichte hoch oder niedrig ist, hängt laut der Gesellschaft für Ernährung (DGE) vor allem vom Wasser- und Fettgehalt des jeweiligen Lebensmittels ab. Je mehr Wasser, umso größer das Volumen und so geringer die Energiedichte. Gemüse und Obst, aber auch zahlreiche Fleisch- und Fischsorten, haben eine geringe Energiedichte. Der Energiegehalt von fetthaltigen Lebensmitteln ist dagegen viel höher. Angegeben wird die Energiedichte in kcal pro Gramm.

Energiedichtetabelle auf Seite 140

Beispiele für Alternativen

| Toast mit Butter und Nuss-Nougat-Creme | Vollkornbrot mit Avocado & Tomaten |

| Spaghetti alla Bolognese | Vollkorn-Spaghetti mit Linsenbolognese |

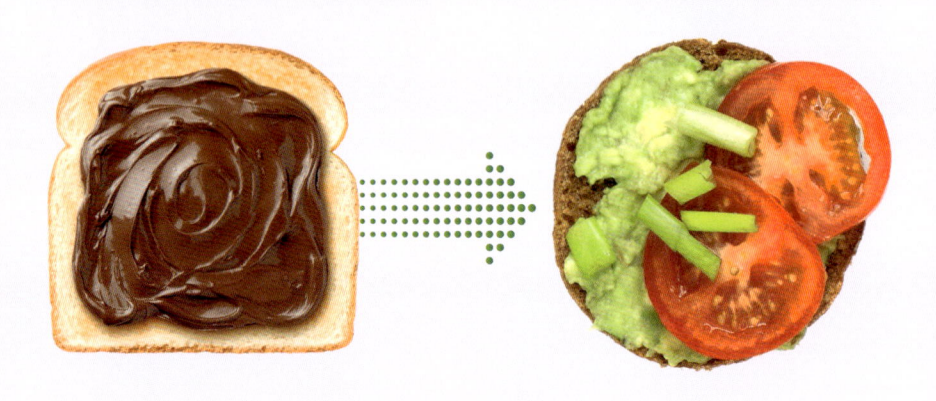

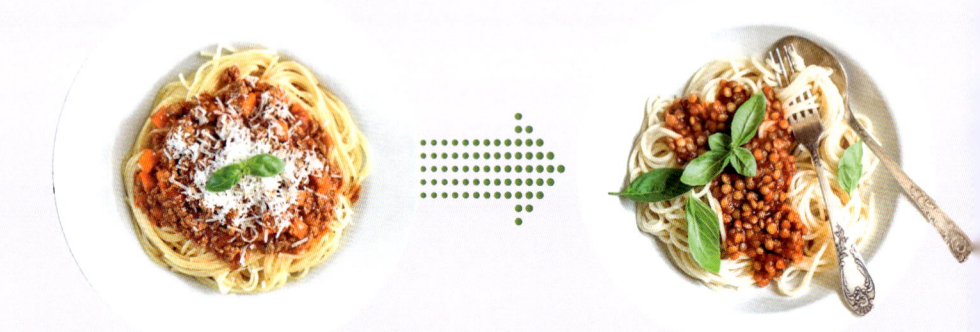

4 | IHR GESUNDES, SCHLANKES ICH

Pommes mit Ketchup und Majo

(Süß-)Kartoffelecken mit Guacamole

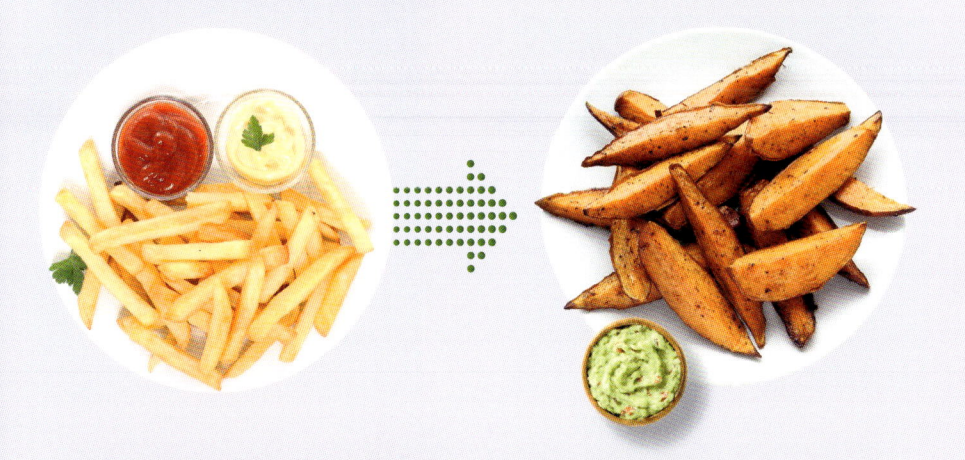

Eis mit Schokosoße

Frozen-Joghurt mit frischen Beeren und Blütenpollen

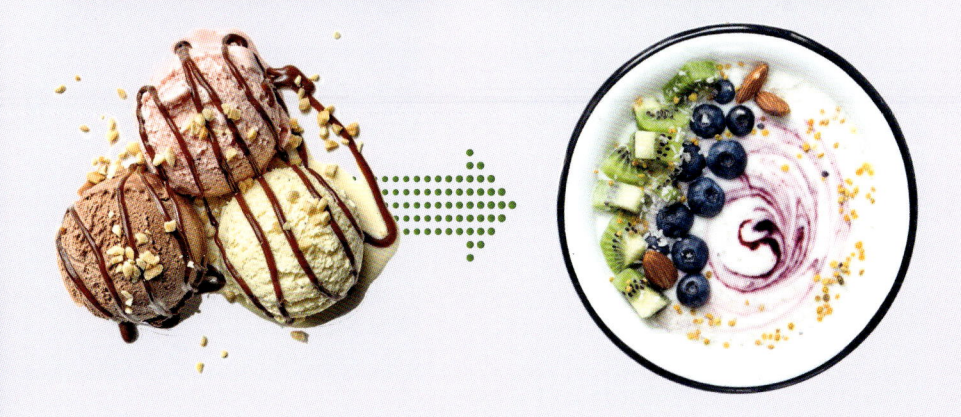

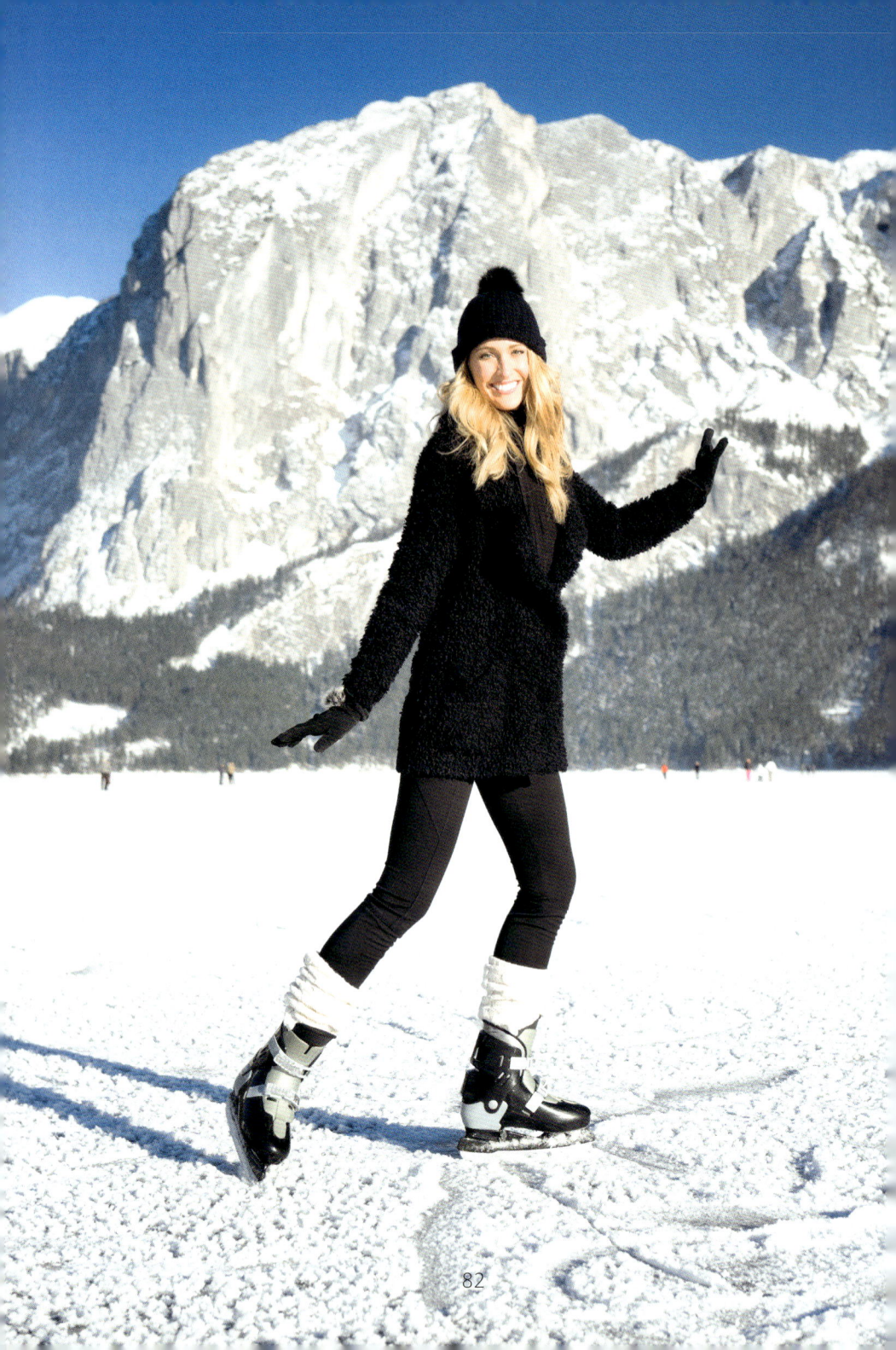

14. Werden Sie aktiv

Die größten Übergewichtsfallen lauern in Ihrer Freizeit. Viele Menschen leiden an Übergewicht, weil Sie in Ihrer Freizeit wenig aktiv sind. Wer den ganzen Abend vor dem Fernseher sitzt, bewegt sich nicht nur zu wenig, sondern greift auch vermehrt zu Kalorienbomben. Um dies zu verhindern, sollten Sie aktiv werden. Runter von der Couch, lautet die Devise. Gehen Sie aus, suchen Sie sich ein neues – bestenfalls sportives – Hobby. Tanzen, Bowlen, Spazierengehen oder Schlittschuhlaufen; gehen Sie feiern oder besuchen Sie einen Freizeitpark: Alles ist besser, als herumzusitzen.

Je aktiver Sie sind, umso energiegeladener werden Sie sich fühlen. Dies wirkt sich positiv auf Ihr Durchhaltevermögen und Ihre Motivation aus.

Sportarten zu allen Jahreszeiten

Wintersportarten
- Schlittschuhlaufen
- Skilanglauf
- Tischtennis
- Tennis (Halle)
- Tanzen
- Bowlen
- Badminton (Halle)
- Klettern
- Fitness

Sommersportarten
- Wandern / Nordic Walking
- Radfahren
- Schwimmen
- Paddeln / Kanu
- Surfen
- Beachvolleyball
- Golfen
- Fußball
- Spazieren gehen

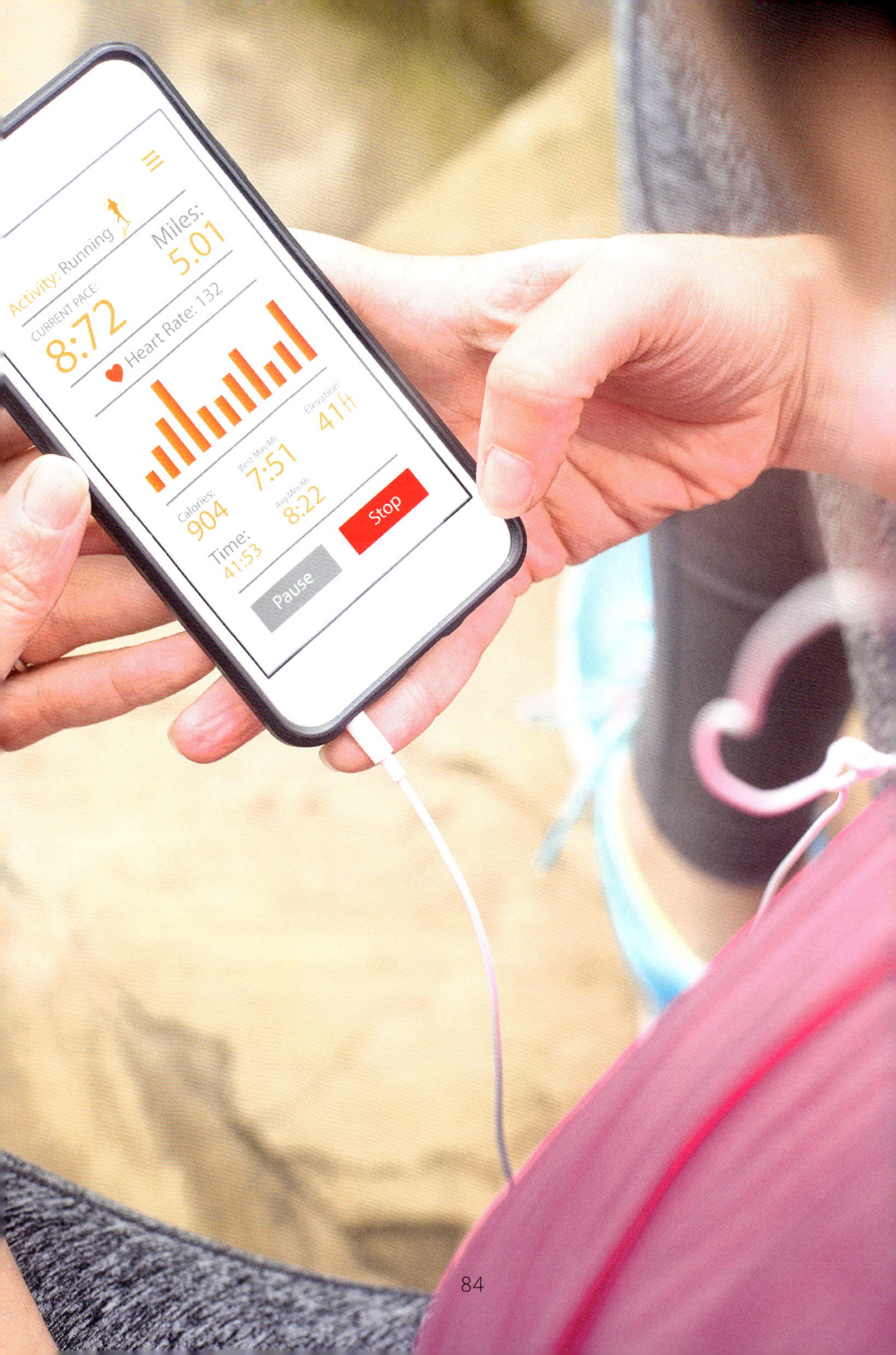
Activity: Running
Miles:
5.01
CURRENT PACE:
8:72
Heart Rate: 132
Elevation:
41ft
Best Min/Mi:
7:51
Calories:
904
Avg Min/Mi:
8:22
Time:
41:53
Stop
Pause

15. Nutzen Sie technische Unterstützung

Das Schöne an den modernen Medien ist ihre Vielseitigkeit. Sie machen vieles leichter und ermöglichen ein besseres Monitoring, absolute Kontrolle und auch ein wenig Spaß an der Diät. So können Sie sowohl für Ihr Smartphone als auch für das Tablet zahlreiche Apps herunterladen, die Sie bei Ihrem Vorhaben unterstützen. Sport-Apps bieten Fitnessprogramme zum Mitmachen. Sie können damit Ihren Kalorienverbrauch ausrechnen und dokumentieren oder Ihre individuelle Kalorienzufuhr protokollieren.

Manche Apps analysieren Ihren Körperfunktionen, dienen als Schrittzähler und können Ihnen genaue Analysen über Ihre Fettverbrennung liefern. Andere überraschen Sie täglich mich neuen, gesunden und vor allen Dingen kalorienarmen Rezepten. Dank moderner Technik macht Abnehmen also Spaß und ist dabei herrlich unkompliziert.

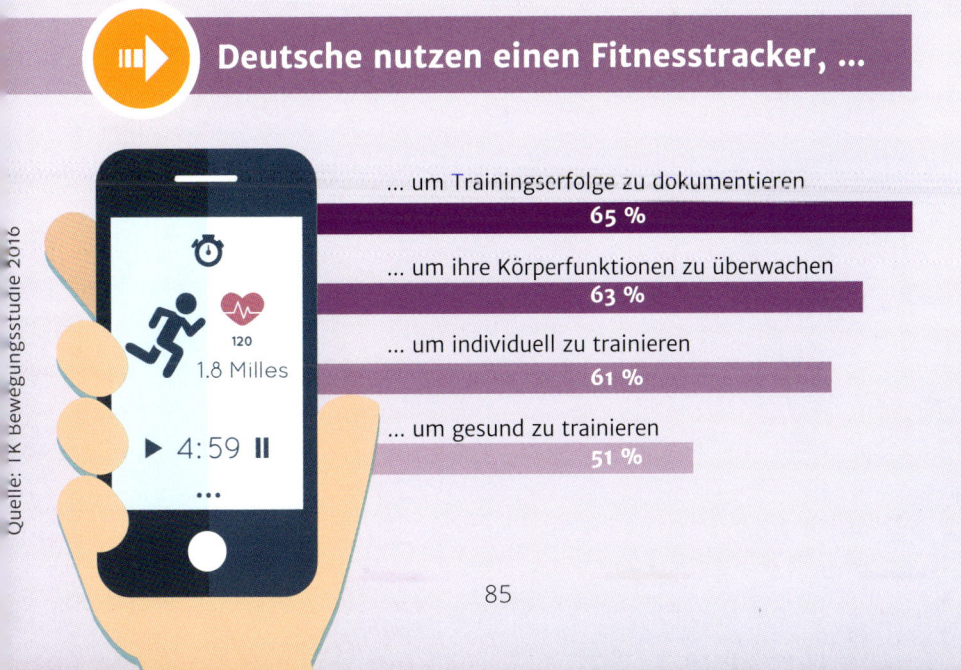

Deutsche nutzen einen Fitnesstracker, ...

... um Trainingserfolge zu dokumentieren
65 %

... um ihre Körperfunktionen zu überwachen
63 %

... um individuell zu trainieren
61 %

... um gesund zu trainieren
51 %

Quelle: TK Bewegungsstudie 2016

Durchschnittliche Nährwerte

	Pro 100 g Trockenprodukt	1 Portion (161 g)
Brennwert	1447 kJ / 341 kcal	905 kJ / 213
Eiweiß	9,0 g	5,0
Kohlenhydrate	71,1 g	44,4
davon - Zucker	6,2 g	3,9 g
Fett	2,3 g	1,4 g
davon - gesättigte Fettsäuren	0,7 g	0,5 g
Ballaststoffe	2,7 g	1,6 g
Natrium	2,1 g	1,3 g

**entsprechend der Empfehlung zubereitet

1 Portion (161 g) Risotto entsprechend der Empfehlung zubereitet enthält

| wert cal | Zucker 3,9 g 4% | Fett 1,4 g 2% | gesättigte Fettsäuren 0,5 g 2% | Natrium 1,3 g 54% |

s Richtwertes für die Tageszufuhr (GDA)*
aily Amount (GDA). Die deklarierten
Ernährung von täglich

🧍 16. Essen Sie bewusster

Vor dem Fernseher essen, setzt an. Beim Fernsehen widmen Sie Ihre Aufmerksamkeit dem Bildschirm. Das führt dazu, dass sie kalorienreiche Snacks nicht mit vollem Bewusstsein genießen und so schnell reichlich Kalorien verzehren – ohne es richtig zu merken. Bemühen Sie sich deshalb ganz bewusst zu essen.

Dazu gehört wie bereits beschrieben langsames Essen, aber auch das gezielte Auseinandersetzen mit Ihrer Nahrung. Informieren Sie sich über die einzelnen Nahrungsmittel, Ihre Nährstoffe und Brennwerte. Je mehr Sie über die einzelnen Nahrungsmittel wissen, umso bewusster werden Sie essen. Gut informierte Menschen essen nachweislich gesünder und figurbewusster.

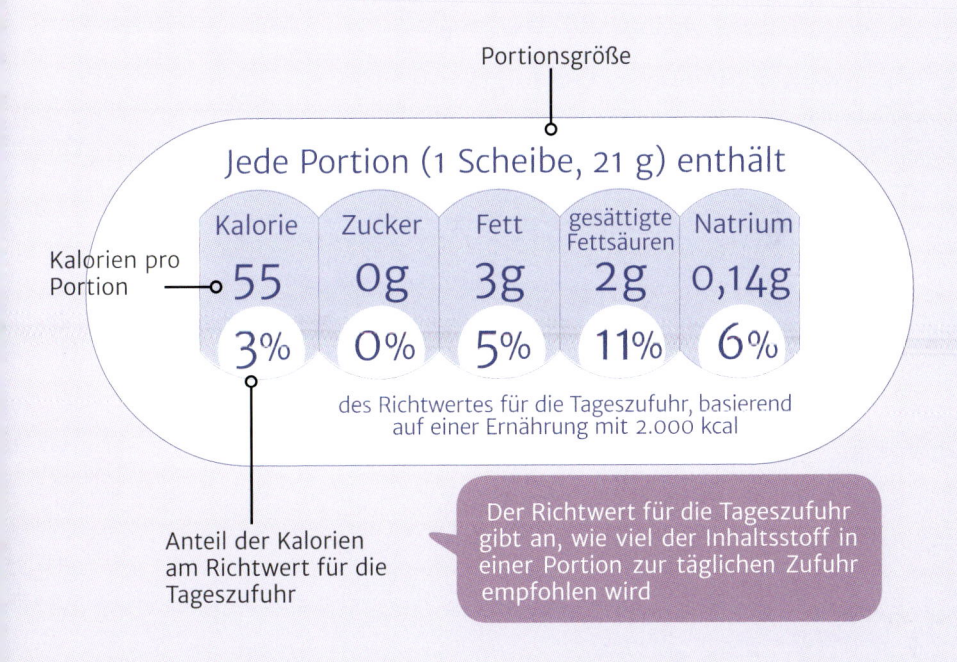

Portionsgröße

Jede Portion (1 Scheibe, 21 g) enthält

Kalorie	Zucker	Fett	gesättigte Fettsäuren	Natrium
55	0g	3g	2g	0,14g
3%	0%	5%	11%	6%

des Richtwertes für die Tageszufuhr, basierend auf einer Ernährung mit 2.000 kcal

Kalorien pro Portion

Anteil der Kalorien am Richtwert für die Tageszufuhr

Der Richtwert für die Tageszufuhr gibt an, wie viel der Inhaltsstoff in einer Portion zur täglichen Zufuhr empfohlen wird

EINKAUFSLISTE

- Vollkornreis
- Zucchini
- Haferflocken
- Bohnen
- Quinoa
- Tomaten
- Salat
- Gurke
- Bitterschokolade 80%
- Wasser
- Zitrone
- Ingwer

17. Kaufen Sie bewusster ein

Bewusstes Essen beginnt mit bewusstem Einkaufen. Wenn Sie über Lebensmittel gut informiert sind, wandern die »falschen« Produkte gar nicht erst in Ihren Einkaufswagen.

Sie können Ihr Einkaufsverhalten auf verschiedene Arten steuern. Ein wichtiger Rat ist, nicht hungrig einzukaufen. Wenn Ihr Magen im Supermarkt knurrt, lassen Sie sich leicht von Ihrem Appetit leiten und können kalorienreichen Lebensmitteln schlecht widerstehen.

Darüber hinaus haben Forscher festgestellt, dass Barzahlen beim Kaufen hemmt. Wenn Sie im Supermarkt mit Bargeld bezahlen, kaufen Sie höchstwahrscheinlich weniger ein, als wenn Sie die Kreditkarte zücken. Ein Grund ist, dass Menschen zu Bargeld eine persönliche Beziehung haben. Bei Geldscheinen denken Menschen eher über die Verwendung und mögliche Verschwendung nach, als bei einer unpersönlichen Kreditkarte. Damit wandern Chips und andere überflüssige Nahrungsmittel mit ebenso überflüssigen Kalorien bei bargeldloser Zahlung deutlich häufiger in den Einkaufswagen. Lassen Sie deshalb beim Einkauf von Lebensmitteln Ihre Kreditkarte zu Hause.

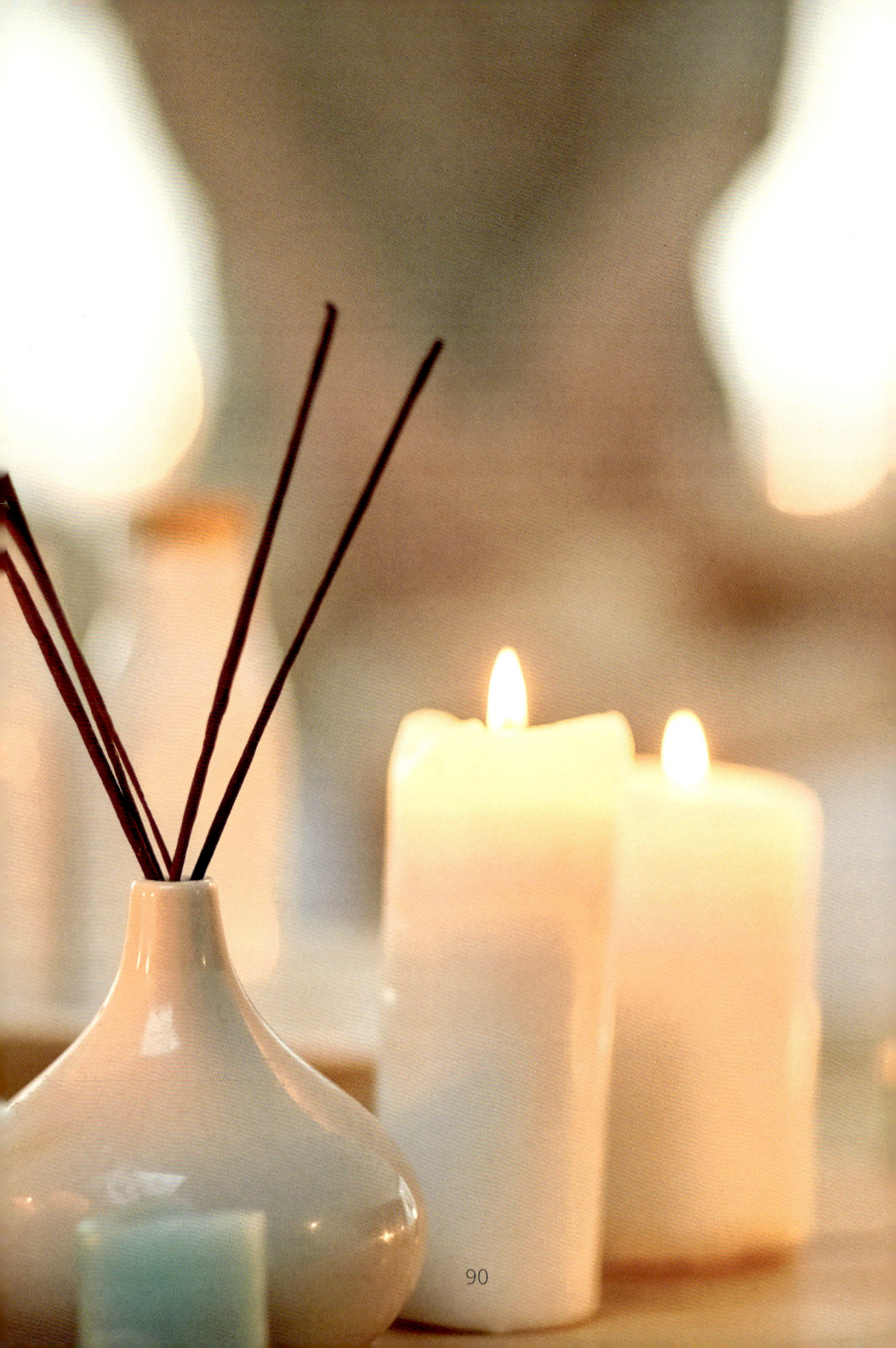

🧍 18. Meiden Sie appetitanregende Aromen

Nicht immer regen nur Lebensmittel unseren Appetit an. Manchmal reichen schon attraktive Düfte völlig anderer Produkte, um unseren Hunger zu entfachen. So köstlich also die Pfirsich-Körpercreme, die Schokoladen-Duschmilch oder das Erdbeer-Shampoo duften, für Ihr Abnehm-Vorhaben sind solche Düfte kontraproduktiv.

Das gilt auch für Duftkerzen, die nach Schokolade, süßen Früchten oder Kräuter riechen. Sie signalisieren Ihren Sinnen, dass etwas potenziell Köstliches in Reichweite ist. Das regt den Appetit an, selbst wenn Sie eigentlich keinen Hunger haben. Setzen Sie Düfte deshalb ganz gezielt ein. Verzichten Sie auf appetitliche Aromen und wählen Sie für Kosmetikprodukte und Duftkerzen Düfte, die das Hungergefühl nachweislich bremsen. Dazu gehören beispielsweise Lavendel, Pfefferminze und Vanille. Auch Zitrusdüfte wirken sättigend. Wählen Sie Ihre Düfte beim Einkaufen mit diesem Wissen aus!

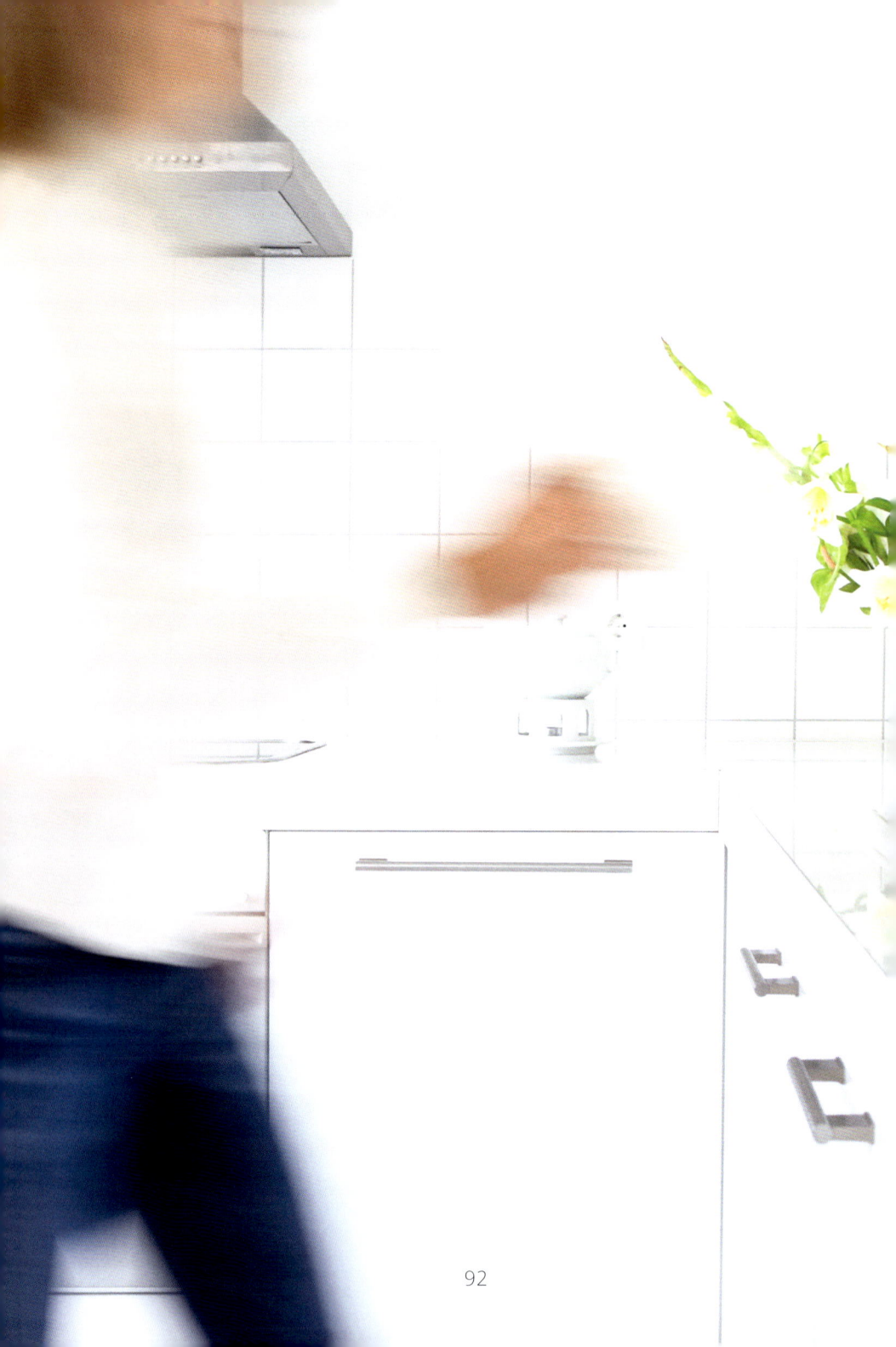

19. Räumen Sie Ihre Küche auf

Aufräumen als Geheimtipp für eine schlanke Silhouette? Das mag zunächst seltsam anmuten. Beim Aufräumen verbrauchen Sie Kalorien. Doch eine gut organisierte, aufgeräumte Küchen wirkt sich auf die Psyche weit deutlicher aus als der bloße Kalorienverbrauch.

Genauer gesagt: Räumen Sie Ihre Küche abends auf, wenn Sie eigentlich nichts mehr essen wollen. Eine aufgeräumte Küche hält sie unbewusst davon ab, erneut Essen zuzubereiten. Starten Sie die Spülmaschine, räumen Sie das gesamte Geschirr in die Schränke, lassen Sie Nahrungsmittel nicht greifbar herumliegen und wischen Sie Tische und Arbeitsplatte sauber. Dimmen Sie das Licht. Nun wirkt alles wie die Ausstellungsfläche in einem Möbelhaus.

Unbewusst werden Sie eher dazu neigen, diesen schönen Anblick von Ordnung und Sauberkeit nicht zu zerstören. Sich jetzt nochmal ein Brot schmieren, Krümel erzeugen und schmutziges Geschirr in den Ausguss stellen? In einer aufgeräumten Küche denken Sie zweimal darüber nach, sie erneut zu verschmutzen. Das lässt einen Apfel verlockend erscheinen. Tatsächlich haben Studien diesen Effekt bewiesen. In aufgeräumten Küchen und Wohnungen wird weniger gesnackt und bewusster gegessen. Manchmal üben unsere Räumlichkeiten tatsächlich einen größeren Einfluss auf uns aus, als wir selbst es wahrnehmen.

Ernährungsprotokoll

Frühstück um __:__

....
....
....
....

Gegessen, weil....

- ☐ Hunger 🙂
- ☐ Langeweile 😐
- ☐ Gewohnheit ☺
- ☐ Essen stand da 😕

Ich fühle mich...

- ☐ Pappsatt 😕
- ☐ Angenehm Satt 🙂
- ☐ Hungrig 😕
- ☐ Schlechtes Gewissen 😕

Snack um __:__

....
....
....
....

Gegessen, weil....

- ☐ Hunger 🙂
- ☐ Langeweile 😐
- ☐ Gewohnheit ☺
- ☐ Essen stand da 😕

Ich fühle mich...

- ☐ Pappsatt 😕
- ☐ Angenehm Satt 🙂
- ☐ Hungrig 😕
- ☐ Schlechtes Gewissen 😕

Mittag um __:__

....
....
....
....

Gegessen, weil....

- ☐ Hunger 🙂
- ☐ Langeweile 😐
- ☐ Gewohnheit ☺
- ☐ Essen stand da 😕

Ich fühle mich...

- ☐ Pappsatt 😕
- ☐ Angenehm Satt 🙂
- ☐ Hungrig 😕
- ☐ Schlechtes Gewissen 😕

Snack um __:__

....
....
....
....

Gegessen, weil....

- ☐ Hunger 🙂
- ☐ Langeweile 😐
- ☐ Gewohnheit ☺
- ☐ Essen stand da 😕

Ich fühle mich...

- ☐ Pappsatt 😕
- ☐ Angenehm Satt 🙂
- ☐ Hungrig 😕
- ☐ Schlechtes Gewissen 😕

Abendessen um __:__

....
....
....
....

Gegessen, weil....

- ☐ Hunger 🙂
- ☐ Langeweile 😐
- ☐ Gewohnheit ☺
- ☐ Essen stand da 😕

Ich fühle mich...

- ☐ Pappsatt 😕
- ☐ Angenehm Satt 🙂
- ☐ Hungrig 😕
- ☐ Schlechtes Gewissen 😕

🧍 20. Führen Sie Protokoll!

Übergewichtige Menschen stöhnen oft, dass sie nicht verstehen, warum sie nicht abnehmen. Oft essen sie jedoch mehr, als Ihnen eigentlich bewusst ist. Die Portionen regelmäßiger Mahlzeiten sind oft größer, als man denkt. Kleine Snacks zwischendurch verdrängt man gerne oder vergisst sie schlicht. Das ist umso häufiger, wenn es sich um gesunde Nahrungsmittel mit wenig Kalorien handelt.

Aber ein Apfel, eine Banane, ein Müsli-Riegel etc. zwischendurch summieren sich im Laufe eines Tages doch zu einer stattlichen Kalorien-Summe. Viele, erfolgreiche Programme zum Abnehmen bestehen deshalb darauf, alle verzehrten Nahrungsmittel aufzuschreiben. Führen Sie ein Tagebuch darüber. Bestenfalls notieren Sie sich zu allem, was Sie essen und trinken, auch gleich die Kalorienzahl, damit Sie einen guten Überblick behalten.

Sie werden erstaunt sein, wo überall versteckte Kalorienbomben lauern. Gleichzeitig werden Sie zahlreiche Gelegenheiten entdecken, bei denen Sie Kalorien sparen können – ohne dass sie etwas vermissen oder ein Snack Ihnen besonders fehlt.

Ein Protokoll über Ihr Essverhalten führt über einen gewissen Zeitraum hinweg dazu, dass Sie ganz bewusst essen – und damit Stolperfallen auf dem Weg zur Traumfigur vermeiden.

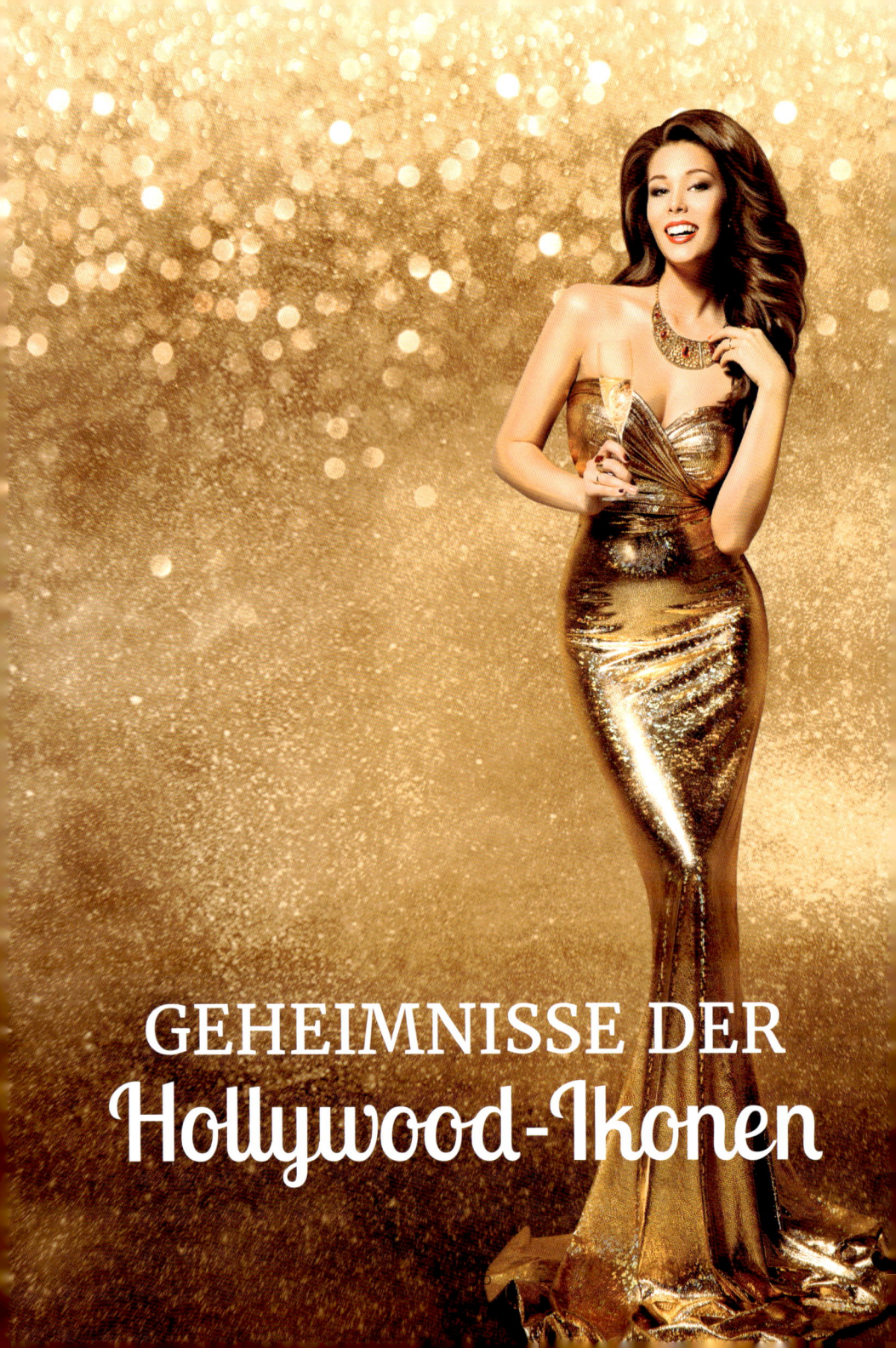

GEHEIMNISSE DER Hollywood-Ikonen

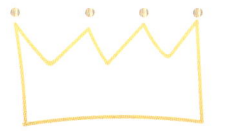

GEHEIMNISSE DER
Hollywood-Ikonen

Fragen Sie sich häufig: Wie machen es die Schönen und Reichen dieser Welt immer so tadellos auszusehen?

Sicher, für makellose Gesichter gibt es Make-up-Künstler, Stylisten und auch die ein oder andere Schönheitsoperation. Doch einen schönen Körper bekommen Sie nur bedingt durch operative Eingriffe und optische Mogelei. Selbst Hollywood-Größen müssen hart für ihre Traumfigur arbeiten.

Sie haben sicher schon viel gelesen über fragwürdige Diät-Programme, Jo-Jo-Effekte oder zeit- und kostenintensive Personal-Trainings. Doch hinter den Traumkörpern der Stars stecken manchmal auch brauchbare Beauty-Geheimnisse, die jeder anwenden kann.

WENIG ESSEN, aber eiweißreich

Hemmungslos schlemmen wird bestimmt keiner der Superstars mit traumhafter Figur. Viele Stars schwören auf Miniportionen und eiweißreiche Kost, denn Eiweiß verschlingt beim Verdauen viele Kalorien. So lautet ein spezielles Diät-Rezept von Stilikone Victoria Beckham, die für ihre Size Zero berühmt ist: Täglich nicht mehr als fünf Hände Nahrung zu essen, die so eiweißhaltig wie möglich ist. Auf Zucker und Fett wird dabei weitgehend verzichtet.

Das Rezept mag funktionieren. »Fünf Hände voll« ist zwar eine recht ungenaue Angabe, da die Hände der Menschen unterschiedlich groß sind. Allerdings verhält sich die Größe der Hände in der Regel proportional zur Größe des Körpers. Diese Mengenangabe macht also durchaus Sinn und bezieht die Statur mit ein. Jedoch lässt sich sagen, dass fünf Hände nicht besonders viel ist.

Die Gewichtsabnahme ist zwar garantiert – vorausgesetzt, man entscheidet sich für die richtige Nahrung. Wer bei seinen fünf Handvoll nicht besonders sättigende Lebensmittel wählt, wird bei dieser Methode schnell Opfer von Heißhungerattacken.

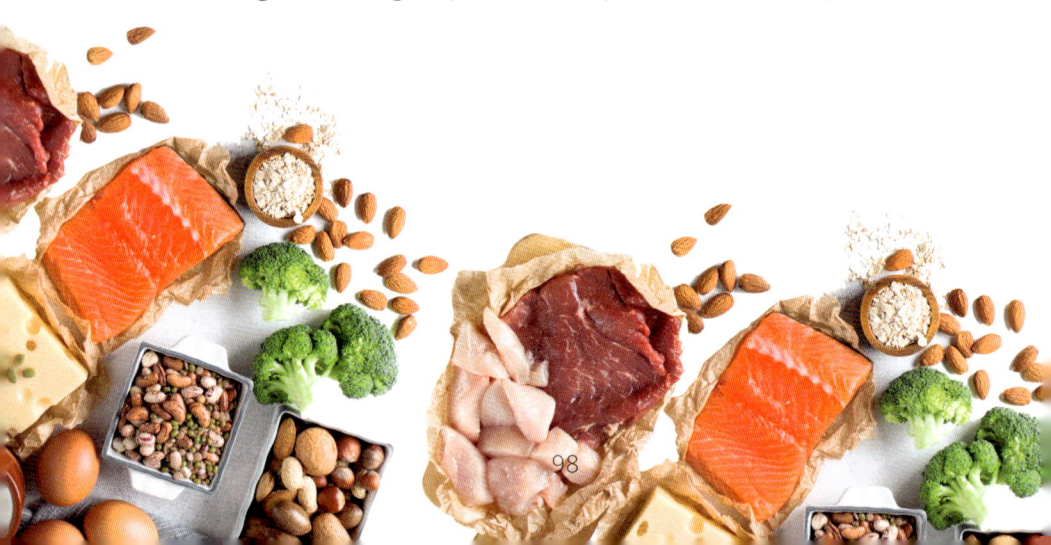

FETTARME KOST
und viel Sport

Da sind sie wieder, die Abnehm-Tipps, die wir im Grunde unseres Herzens kennen und oft am liebsten vergessen würden. Superstar Beyoncé Knowles setzt auf eiweißreiche, fett- und zuckerarme Kost. Nach der Geburt ihres Kindes verlor sie mit magerem Putenfleisch, Sushi (Fisch ist aufgrund des Eiweißanteils und der Omega3-Fettsäuren besonders empfehlenswert) und Gurken (entwässernd) 30 Kilos.

Dazu trinkt Beyoncé nach eigenen Angaben sehr viel gepfeffertes Wasser. Reichlich trinken ist natürlich im Rahmen der Diät absolut richtig. Dabei ist Wasser die kalorienärmste und somit auch beste Variante, um für den nötigen Feuchtigkeitsausgleich und für die Entgiftung zu sorgen. Es ist allerdings nicht erwiesen, inwieweit die im Wasser doch sehr geringe Pfeffer-Menge das Abnehmen unterstützt.

Doch nicht nur die Ernährungsumstellung ist für die Figur der Sängerin verantwortlich: Zum Diätprogramm gehört auch reichlich Sport, täglich mehrere Stunden.

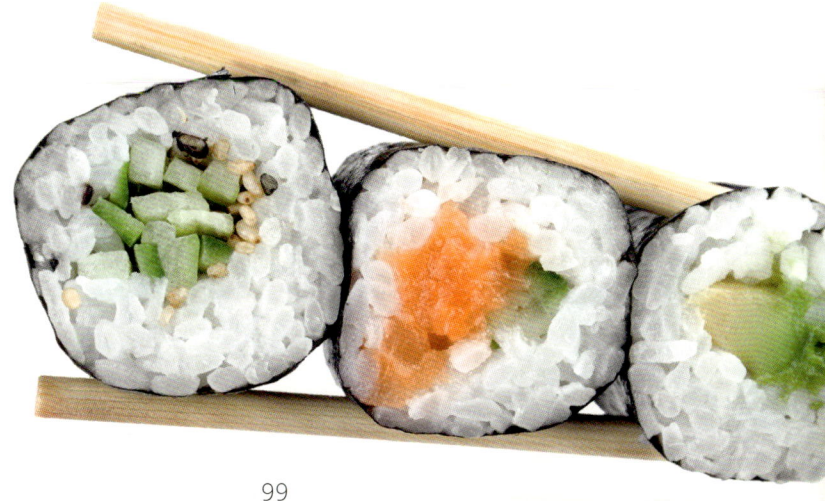

DIE MAGISCHEN
Fünf

Katy Perry ist eine Stil-Ikone dieser Zeit. Das Geheimnis der Sängerin basiert auf dem Prinzip der »5-Faktor-Welt-Diät«, die von Diät-Coach Harley Pasternak entwickelt wurde.

Das Prinzip dieser Erfolgs-Diät klingt zunächst ganz einfach: Fünf Wochen lang essen Sie täglich fünf Mahlzeiten, deren Zutaten Sie anhand von fünf Kriterien auswählen. Dazu absolvieren Sie jeden Tag ein 25-minütiges Sportprogramm. Die fünf Kriterien der Mahlzeiten sind: fettarmes Eiweiß (vorzugsweise in Fischprodukten), langkettige Kohlenhydrate (wie sie in Vollkornprodukten zu finden sind) gesundes Fett (hochwertige kaltgepresste Öle, zum Beispiel Olivenöl), Ballaststoffe, sowie Wasser. Bei dieser Diät sollen Sie mindestens 1,5 Liter am Tag trinken. Die Kalorienbombe Alkohol ist tabu.

Nachteil dieser Diät ist, dass sie sehr gezielte Planung erfordert. Für diesen Ernährungsplan müssen Sie einen detaillierten Speiseplan ausarbeiten und ständig die benötigten Lebensmittel einkaufen.

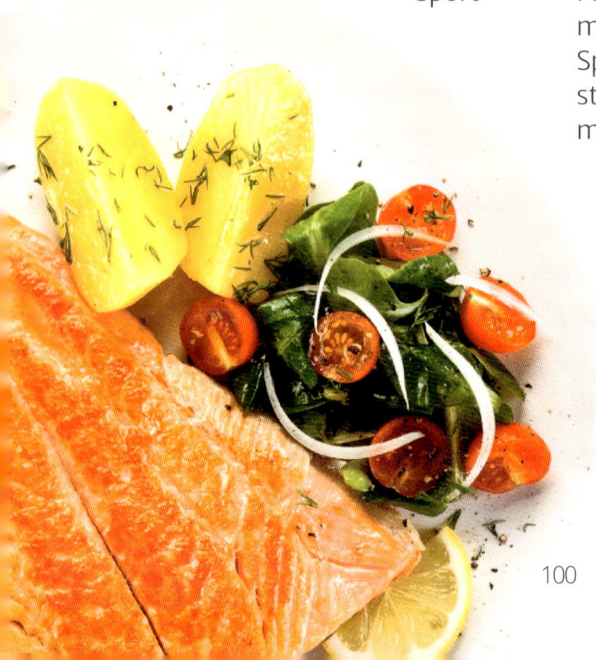

ABNEHMEN MIT DER
Kraft der Zitrone

Schauspielerin Demi Moore schwört auf die Master-Cleanse Limonadendiät. Diese Abnehmvariante erfordert einiges an Disziplin. Gegessen wird hierbei nämlich überhaupt nichts. Einziges Nahrungsmittel ist eine Limonade, die aus Zitronensaft, Ahornsirup und Cayenne-Pfeffer besteht. Entwickelt wurde diese Fastenkur von Stanley Burroughs. Die Limonade wirkt entschlackend und entgiftend.

Die Säure der Zitrone kurbelt die Fettverbrennung an. Zitrone enthält viel Vitamin C und damit reichlich Antioxidantien. Antioxidantien machen freie Radikale im Körper unschädlich und fördern die Gesundheit auf vielfäfltige Weise. Außerdem dämpft das Aroma Hungergefühle. Ahornsirup sorgt für Nährstoffe, benötigte Kalorien und wirkt sättigend. Außerdem schmeckt der Sirup köstlich süß.

Wissenschaftlich belegt ist die Wirksamkeit der Limonade nicht. Doch einige Stars schwören auf diese Diät, weil sie damit nicht nur abnehmen, sondern sich auch gesund fühlen. Wichtig ist hierbei, die Master-Cleanse-Diät nicht länger als fünf bis sieben Tage zu betreiben. Sie wirkt sicherlich entschlackend und entgiftend und ist damit geeignet, schnell ein paar Pfunde zu verlieren. Doch für einen längeren Zeitraum ist diese Variante zu einseitig. Mangelerscheinungen sind dabei vorprogrammiert.

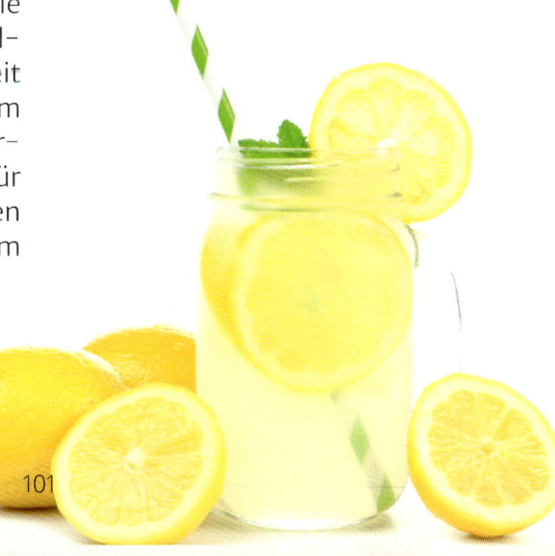

MARIAH CAREY SCHWÖRT auf die Jenny-Craig-Diät

Die amerikanische Pop-Sängerin Mariah Carey ist bekannt für ihre Kurven, die manchmal etwas aus der Form zu geraten scheinen. Dennoch überrascht der Star ab und an mit einem enormen Gewichtsverlust in relativ kurzer Zeit. Diesen Erfolg verdankt sie einem besonderen Ernährungsprogramm von Jenny Craig: der Jenny-Craig-Diät.

Dieses Programm basiert auf einem Speiseplan, der aus Fertigmahlzeiten, den so genannten »Jenny's Cuisine Meals«, besteht. Der Kaloriengehalt beträgt zu Beginn gerade einmal 1400 Kalorien pro Tag, was nicht zuletzt ausschlaggebend für die relativ große Gewichtsabnahme in relativ kurzer Zeit ist.

Die Abnehmfreudigen dürfen diese drei Mahlzeiten jedoch beliebig durch Obst und Gemüse ergänzen, was eine wunschgemäße Anhebung der täglich eingenommenen Kalorien bewirkt. Haben sich die Teilnehmer auf das neue, gesündere und ausgewogenere Ernährungsprogramm eingestellt, können sie die Fertiggerichte nach und nach durch selbst gekochte Menüs ersetzen.

Diese sollten natürlich dem Ernährungsplan von Jenny Craig entsprechen, also vitaminreich, fett- und kohlehydratarm sein. Das Programm wird zusätzlich durch ein entsprechendes regelmäßiges Sportprogramm ergänzt. Dies verhindert den Abbau von Muskelmasse und fördert vielmehr die Reduktion des unliebsamen Körperfetts. Teilnehmer erhalten ein gezieltes Coaching und können ihre Abnehmerfolge protokollieren.

Ähnlich wie bei den weltweit bekannten Weight Watchers ist die Jenny Craig Comunity eine Gemeinschaft Gleichgesinnter, die sich gegenseitig mental unterstützen. Das erleichtert es, die notwendige Disziplin zu halten und stärkt das Durchhaltevermögen.

Der große Vorteil der Jenny-Craig-Diät ist, dass sie den Teilnehmern die Organisation der Diät enorm erleichtert. Es ist einfach und unkompliziert, es müssen keine großen Einkaufslisten erstellt und Ernährungspläne entworfen werden. Selbst aufwändiges Kochen entfällt.

Mit nur drei Mahlzeiten können auch Berufstätige dieses Programm unkompliziert in den eigenen Alltag integrieren. Allerdings eignet sich diese Diät nicht für Menschen mit schmalem Portemonnaie. Die Teilnahme ist mit hohen Kosten verbunden. Auch die speziell entwickelten Fertiggerichte haben ihren Preis.

In Deutschland ist es bisher nicht möglich, die Jenny-Craig-Diät durchzuführen und die Produkte zu kaufen.

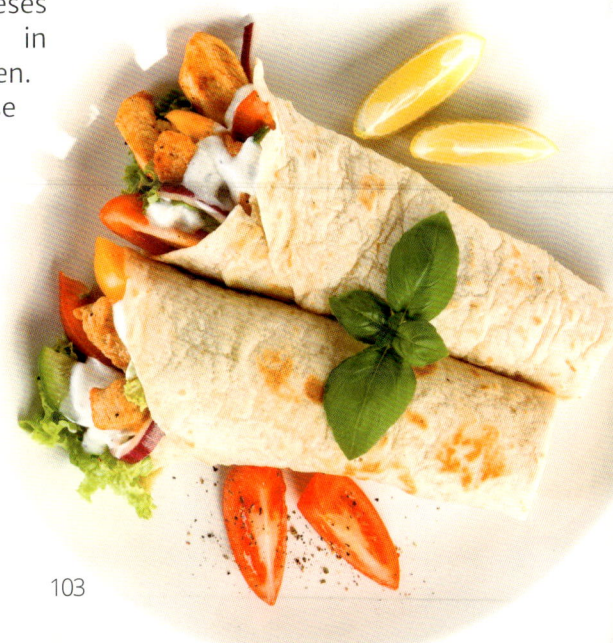

SIMPLE, BUT CLEVER
das Diätgeheimnis von Jessica Alba

Ganz ohne patentiertes Programm und damit für jeden Nicht-Prominenten auch nachmachbar ist die Diätvariante von US-Star Jessica Alba. Nach der Geburt ihres Kindes fand sie damit wieder zur Traumfigur zurück. Die Hollywood-Schauspielerin stellte ihre Ernährung konsequent um, beschränkte sich auf fettarme, dafür eiweißreiche Nahrung und strich helle Kohlenhydrate (wie beispielsweise in hellem Brot, Kartoffeln und Nudeln enthalten) und Kristallzucker von ihrem Speiseplan. Ein konsequent durchgehaltenes Sportprogramm das ist das A und O für den Erfolg dieser Methode.

Ein Geheimtipp der Schauspielerin: Wenn sie Heißhunger auf Süßes verspürt, isst sie getrocknete Früchte oder gönnt sich einen zuckerfreien Frozen Joghurt.

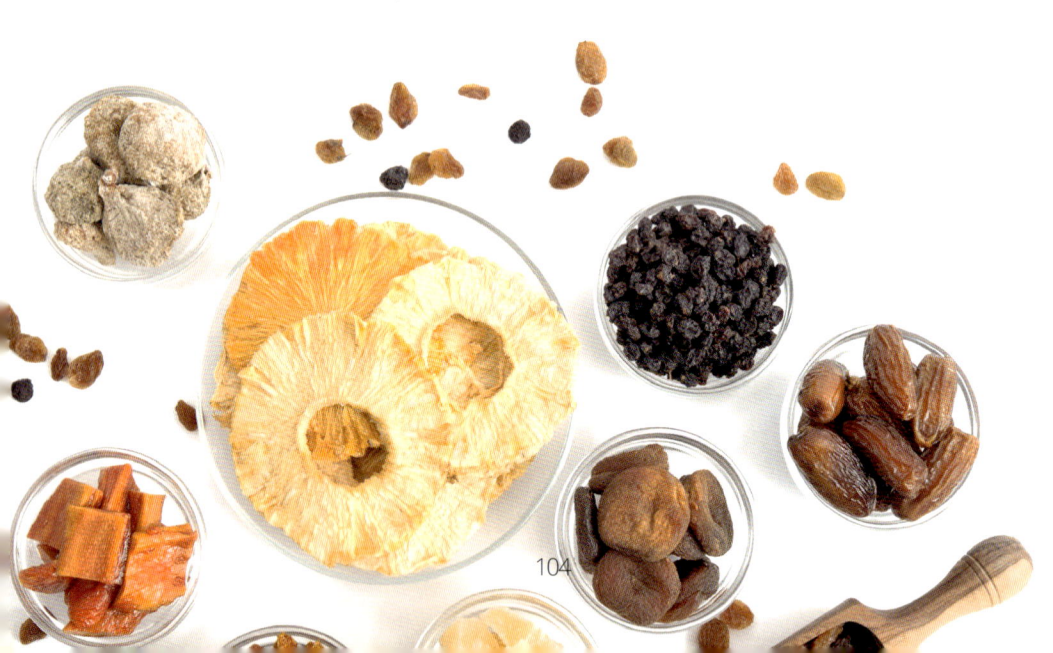

HEIDI KLUM
mit Disziplin zum Erfolg

Das deutsche Supermodel Heidi Klum erstaunt die ganze Welt mit ihren Traummaßen nach vier Schwangerschaften. Acht Wochen nach der Geburt ihres vierten Kindes lief sie mit einem atemberaubend flachen Bauch in Dessous über den Laufsteg von Victoria's Secret.

Auch bei Heidi Klum lautet der Geheimtipp: Eiweiß. Auf dem Speiseplan ihrer Eiweiß-Diät stehen mageres Rindfleisch, Geflügel, Fisch und Meeresfrüchte, dazu Salat und schonend gegartes Gemüse. Dazu trinkt Heidi zweimal täglich einen Protein-Shake und gönnte sich eine Hand voll Mandeln.

Doch dieses Erfolgsrezept ist alles andere als leicht: Gerade einmal 900 Kalorien am Tag verzehrt Heidi Klum. Dazu absolviert sie täglich vier Stunden lang ein Fitnessprogramm mit ihrem Personal Coach David Kirsch. Da gehört schon ordentlich Disziplin dazu, dieses strenge Programm einzuhalten. Dafür hat Heidi Klum in nur wenigen Wochen zu ihrem Traumkörper zurückgefunden.

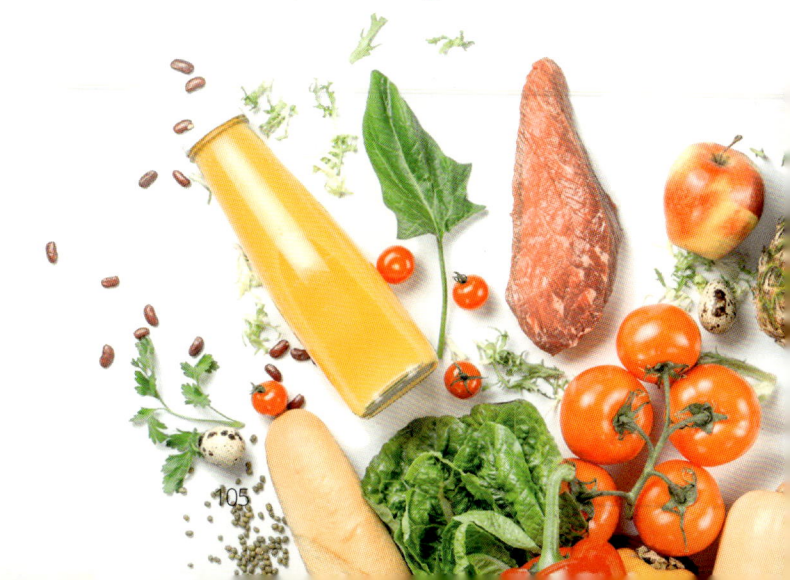

DIE MAKROBIOTISCHE DIÄT
von Gwyneth Paltrow

Hollywood-Superstar Gwyneth Paltrow hat eine besonders zierliche Figur. Um sie zu erhalten, übt sie sich in Disziplin. Sie schwört auf die makrobiotische Diät. Sie fordert den Verzicht auf alle tierischen Produkte. Fleisch, Fisch, Eier und Milchprodukte sind tabu. Gegessen wird ausschließlich Gemüse, Obst, Körnern, Sprossen und Algen. Dass Fettplösterchen bei dieser sehr extremen Ernährung keine Chance haben, versteht sich von selbst.

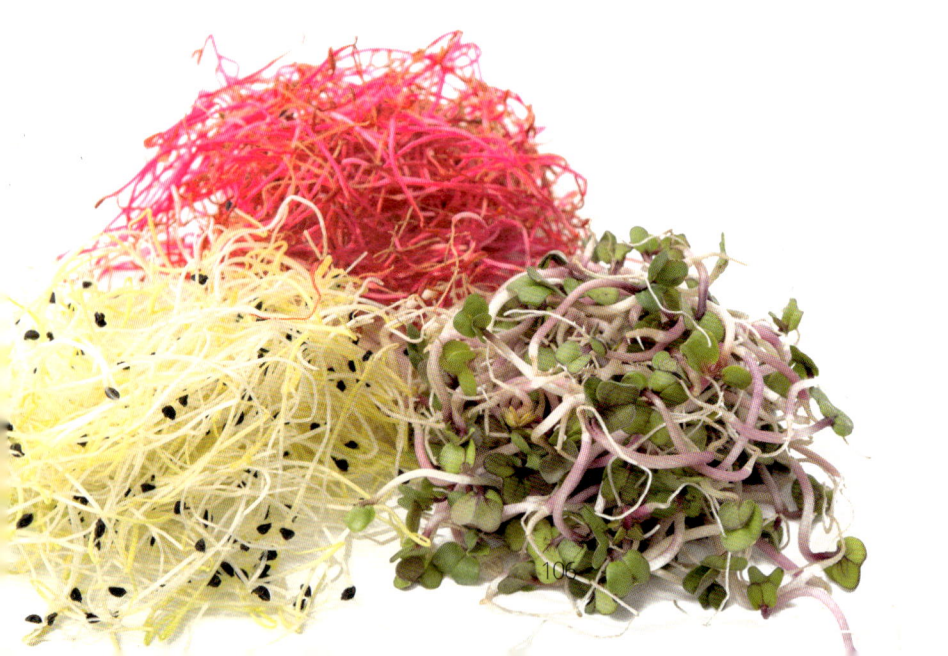

REESE WITHERSPOON
setzt auf Breikost

Ein außergewöhnliches Diät-Rezept hat auch Reese Witherspoon. Die Schauspielerin setzt voll und ganz auf püriertes Obst und Gemüse. Diesen selbst zubereiteten Brei isst sie über den Tag verteilt in insgesamt 14 Portionen. Hungergefühl kommt bei so vielen kleinen Mahlzeiten nicht auf. Diese Methode verringert die Kalorienzufuhr beträchtlich. Abends gibt es eine fettarme und eiweißreiche Mahlzeit.

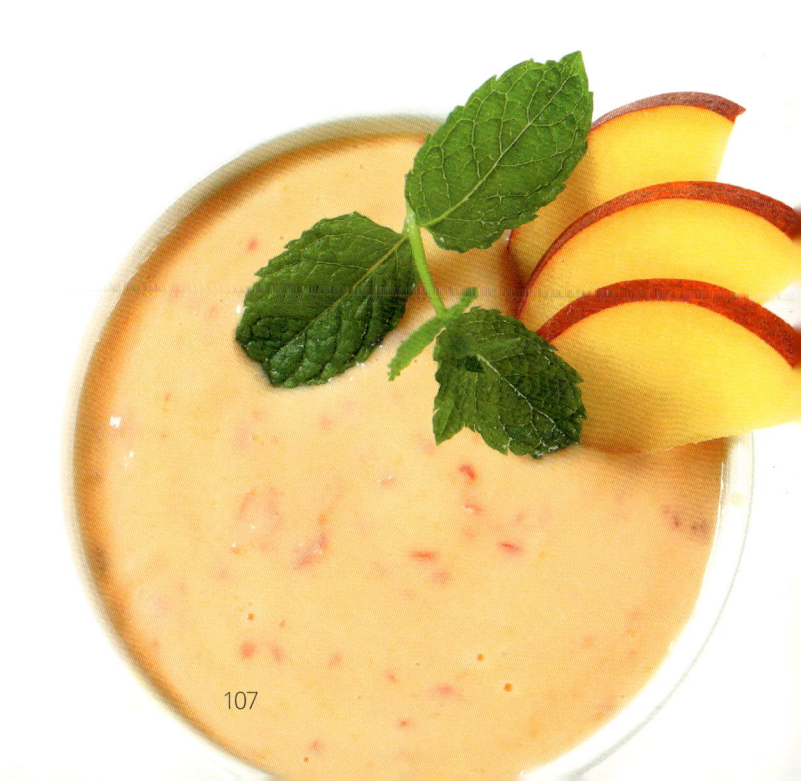

GENUSS IN MASSEN
EVA MENDES

Schauspielerin Eva Mendes hält nichts von übertrieben strengen Diätplänen. Im Gegensatz zu vielen Kolleginnen, verlässt sie sich einzig und allein auf eine gesunde, ausgewogene Ernährung. Essen, was schmeckt, aber mit Verstand – so könnte man ihre Devise formulieren. Ab und an gönnt sich der Star auch etwas Süßes wie Schokolade. Dabei befolgt die Schauspielerin eine einzige Regel: Sündigen darf sie nur, wenn sie vorher ausreichend Sport getrieben hat. Das gleicht die süßen Kalorienbömbchen aus. Der Genuss ist hier also Belohnung für die Mühen und die Überwindung des inneren Schweinehunds.

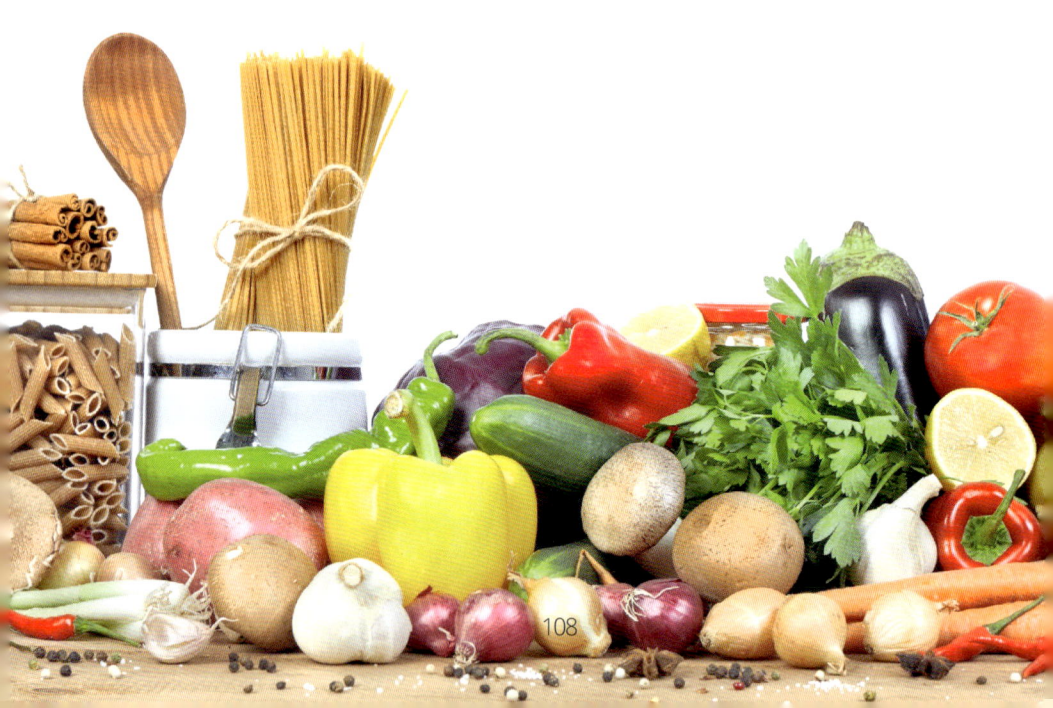

STARFIGUR IN NUR 6 WOCHEN: DIE OMG-DIÄT

Auf dem roten Teppich will jeder Star in Bestform sein. Wer in den Monaten vor einer wichtigen Veranstaltung die Figur vernachlässigt hat, wird jetzt nervös. Dann entscheiden sich nicht wenige Hollywood-Ikonen für eine Last-Minute-Diät. Bekannt geworden ist in Filmkreisen das Diät-Konzept des Personal Trainers und Sportwissenschaftlers Venice A. Felton. Dieses hat er eigens für die Hollywood-Ikonen entwickelt, um ihnen für den roten Teppich zum Wow-Effekt zu verhelfen.

Den Namen »OMG« trägt diese Diät, weil sie Zuschauer zu dem Ausruf »Oh my God«, also »Oh mein Gott« bewegen soll. Das Besondere: Der Weg zum Traumbody dauert nur sechs Wochen. In dieser kurzen Zeit werden mit dieser Diät reichlich Fettpolster abgebaut. Die Haut strafft sich. Problemzonen wie Bauch und Oberschenkel werden deutlich schlanker. Aber dieses Konzept soll noch mehr können. Auch die Haut, die Haare und Fingernägel werden gestärkt und damit strahlend schön.

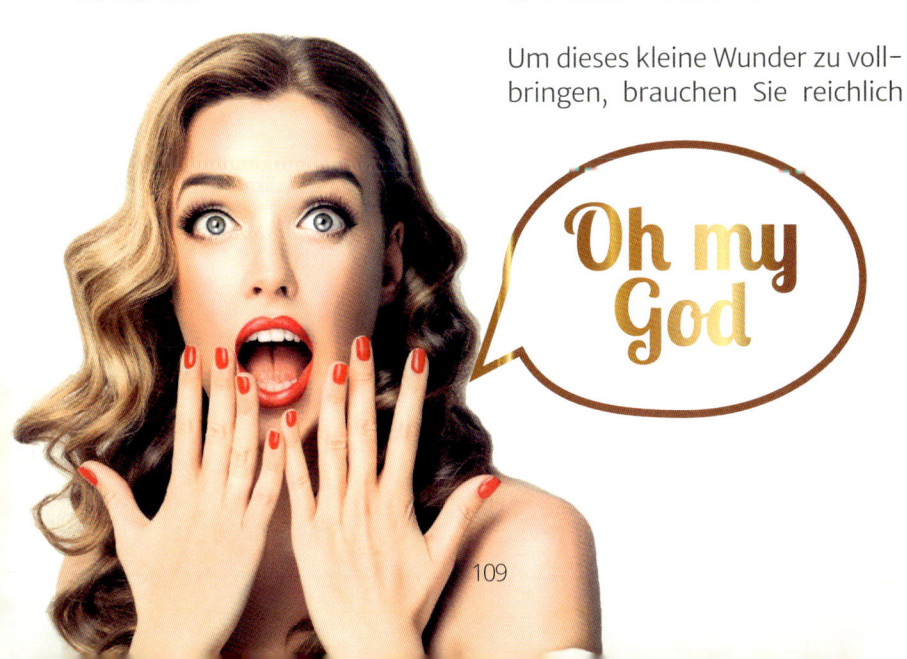

Um dieses kleine Wunder zu vollbringen, brauchen Sie reichlich

Disziplin. Folgende Regeln müssen befolgt werden: Gilt das Frühstück bei vielen anderen als wichtigste Mahlzeit, so sollte man nach Felton unbedingt darauf verzichten. Der Sportwissenschaftler ist sich sicher, dass der Körper in diesem Fall auf die Fettreserven zurückgreife, um die für den Tag benötigte Energie aufzubringen. Hierüber herrschen in Fachkreisen sehr unterschiedliche Meinungen.

Eine weitere Herausforderung ist, täglich ein kaltes Bad zu nehmen. Dies strafft die Haut, fördert die Durchblutung und regt die Fettverbrennung an. Statt Wasser stehen viel schwarzer Kaffee und grüner Tee auf dem Programm. Gerade am Morgen setzt Felton auf schwarzen Kaffee, da der Körper das darin enthaltene Koffein benötige, um Fett abzubauen.

Die OMG-Diät erlaubt maximal nur drei Mahlzeiten am Tag. Diese dürfen keine Kohlenhydrate beinhalten. Auch Obst ist hier tabu. Dafür setzt der Personal Trainer wie viele andere auf proteinreiche Kost. Wichtig ist demnach, dass der Körper viel schläft. Dafür darf am Tage ordentlich geschwitzt werden. Das Programm sieht tägliche Sporteinheiten vor. Hierbei sollten laut Felton ausschließlich Sportarten betrieben werden, bei denen reichlich Kalorien verbrannt werden. Die Sporteinheiten sollten sich über den ganzen Tag verteilen. Felton rät dazu, jeweils vor den Mahlzeiten Sport zu treiben, jedoch zwischen dem Training und der Mahlzeit immer ausreichend Zeit von mindestens 15 Minuten zu lassen. Erst dadurch können Kalorien optimal verbrannt werden. Darüber hinaus sollte alle zehn Tage ein Gewichtstraining eingelegt werden, um Muskelmasse aufzubauen.

Felton hat für dieses Konzept drei Schwierigkeitsstufen entwickelt, die sich danach richten, wie eilig es mit der geplanten Gewichtsreduktion ist. Stufe »Wave« verspricht eine Gewichtsabnahme von fünf Kilo Körperfett in fünf Wochen. »Blaze« erlaubt einen Fettabbau von sieben Kilo in sechs Wochen. »Quake« ist dazu geeignet, in sechs Wochen neun Kilo Fett abzubauen. Man sieht, dass Hollywood sich einiges einfallen lässt, um auf dem roten Teppich eine sprichwörtlich gute Figur zu machen. Nicht jede dieser Methoden ist wissenschaftlich belegt. Die meisten sind extrem und verlangen viel Disziplin. Allerdings ist das Aussehen der Hollywood-Ikonen ihr wichtigstes Kapital. Doch auch »normale« Menschen können sich durchaus den ein oder anderen Tipp von den Hollywood-Ikonen abschauen und in das eigene Ernährungsprogramm einfließen lassen. Welche Tipps wirklich helfen und zum Alltag passen, muss jeder für sich persönlich entscheiden.

Tagesablauf der OMG-Diät

- Beim Aufwachen ein großes Glas Wasser trinken
- Ein kaltes Bad nehmen
- Kaffee trinken
- Sich bewegen (alles, was Spaß macht)
- Mindestens 60 Minuten warten vor dem Essen
- Ein proteinreiches Frühstück essen
- Vor der zweiten Mahlzeit wieder bewegen
- 15-30 Minuten warten, bevor man etwas isst
- Die zweite Mahlzeit sollte etwa 3 bis 5 Stunden nach dem »Frühstück« gegessen werden und viel Protein enthalten. Dazu grünen Tee trinken.
- Bewegung
- Drei bis fünf Stunden nach dem Mittagessen gibt es die letzte Mahlzeit (kein Obst) – vor dem Schlafen nichts mehr essen
- Schlafen

Tipps und Übungen für einen schlanken Bauch

Manchmal ist das Gewicht nicht das eigentliche Problem. Viele Menschen, vor allen Dingen Frauen, sind mit ihrem Gewicht und dem Körper im Allgemeinen recht zufrieden. Wäre da nicht der Bauch.

Bei den meisten Frauen ist der Bauch eine echte Problemzone. Kein Wunder: Hier sammelt der Körper die meisten Fettreserven. Diese Depots halten sich auf dem Weg zur Traumfigur häufig am längsten. Der Körper scheint sie nur unwillig anzugreifen.

Doch Bauchfett ist nicht nur unschön, sondern kann auch gesundheitliche Probleme bereiten. Das Bauchfett ist häufig Ursache für ernst zu nehmende Herz-Kreislauf-Erkrankungen. Hinzu kommt, dass eine untrainierte und damit schwache Bauchmuskulatur auch Rückenprobleme verursachen oder begünstigen kann, weil der Körper nicht die ausreichende Stütze von vorne erhält. Es empfiehlt sich also auf jeden Fall, etwas dafür zu tun, um die Körpermitte in Form zu bringen.

Ganzheitliches Abnehmprogramm

Auch, wenn es sich bei der Problemzone tatsächlich nur um den lästigen Speckbauch handelt, sollten Sie nicht ausschließlich nur Ihren Bauch trainieren. Der Bauch ist quasi das i-Tüpfelchen Ihrer Figurprobleme.

An erster Stelle steht dabei die Umstellung Ihrer Ernährung. Um Bauchfett zu verlieren, sollten Sie kohlenhydratarme und proteinreiche Lebensmittel essen. Zucker und Fett sollten Sie möglichst einschränken. Außerdem ist Muskeltraining ein wichtiger Schritt auf dem Weg zur Traumfigur.

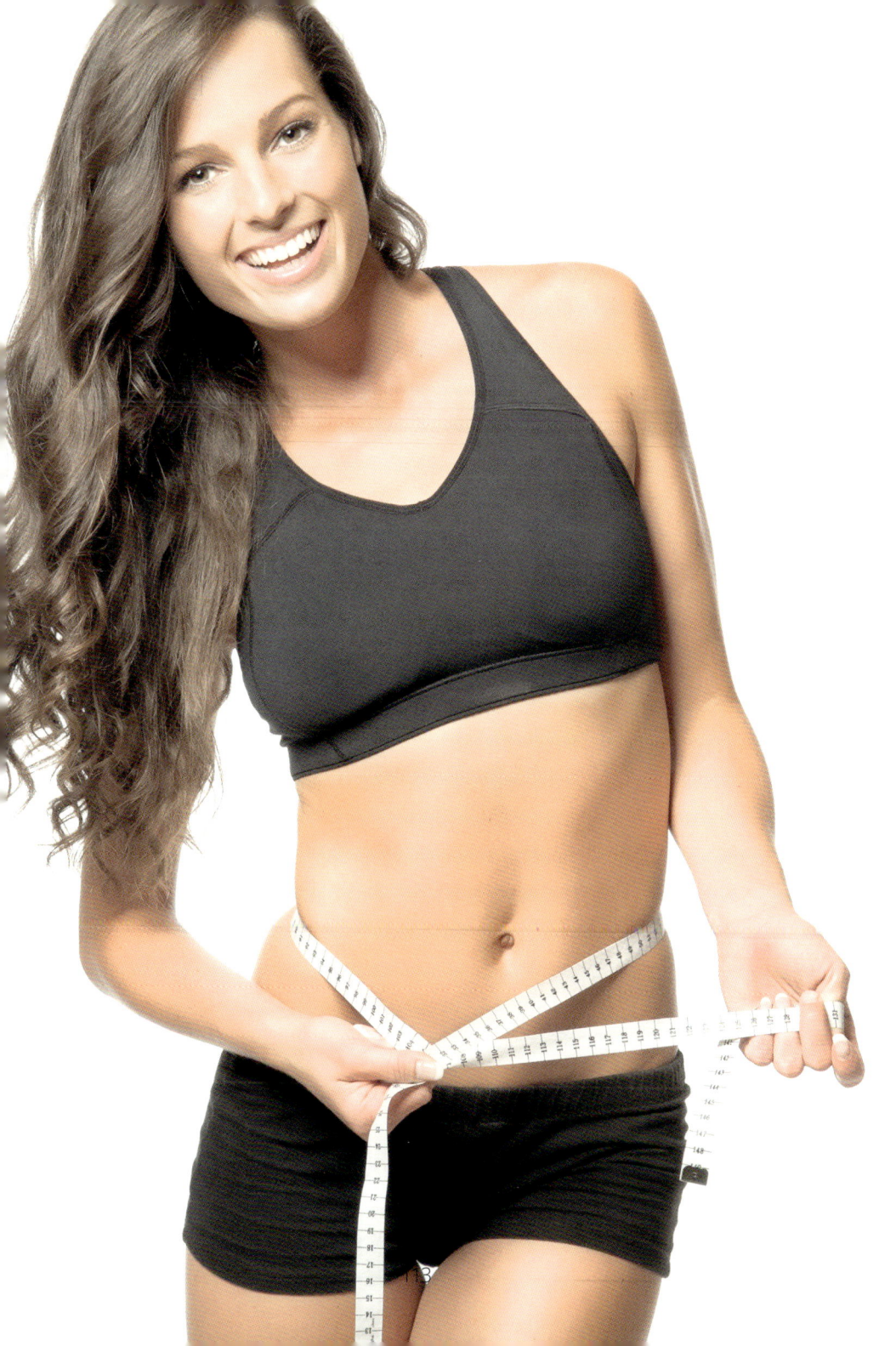

Die richtige Kombination aus Kohlenhydraten und Proteinen

Die Begriffe »Kohlenhydrate« und »Proteine« fallen immer wieder, wenn es um Diäten geht. Kohlehydrate führen gerade in der Bauchregion zu ungewollten Fettreserven.

Daher baut nahezu jedes Diät-Konzept auf eine kohlenhydratarme oder sogar gänzlich - freie Ernährung auf.

Doch gerade im Falle von Bauchfett sollten Sie nicht vollends auf Kohlenhydrate verzichten. Kohlehydrate werden benötigt, um Muskelmasse aufzubauen. Das ist nicht nur wichtig für einen gut definierten Körper. Vielmehr besteht das Problem darin, dass der Körper im Falle einer Gewichtsabnahme Proteine verbraucht.

Diese zieht er im ungünstigen Falle aus der Muskelmasse. Dadurch werden wichtige Muskeln abgebaut, das Körperfett jedoch bleibt. Um dort abzunehmen, wo es auch wirklich erwünscht ist, muss der Körper also dazu gebracht werden, sich seiner Fettreserven zu entledigen. Aus diesem Grund sind Proteine im Rahmen einer Diät auch so wichtig. Ebenso ist es wichtig, Sport zu treiben, damit gesteigert Fett zu verbrennen und stützende, definierende Muskulatur aufzubauen. Die Energie hierzu kann der Körper am besten aus Kohlehydraten ziehen. Wenn Sie also viel Sport treiben, benötigt Ihr Körper Kohlenhydrate.

Aus diesem Grund setzt sich die ideale Ernährung immer aus einer gesunden Kombination aus »dunklen« Kohlenhydraten (Vollkornprodukte) und Proteinen zusammen.

4 | IHR GESUNDES, SCHLANKES ICH

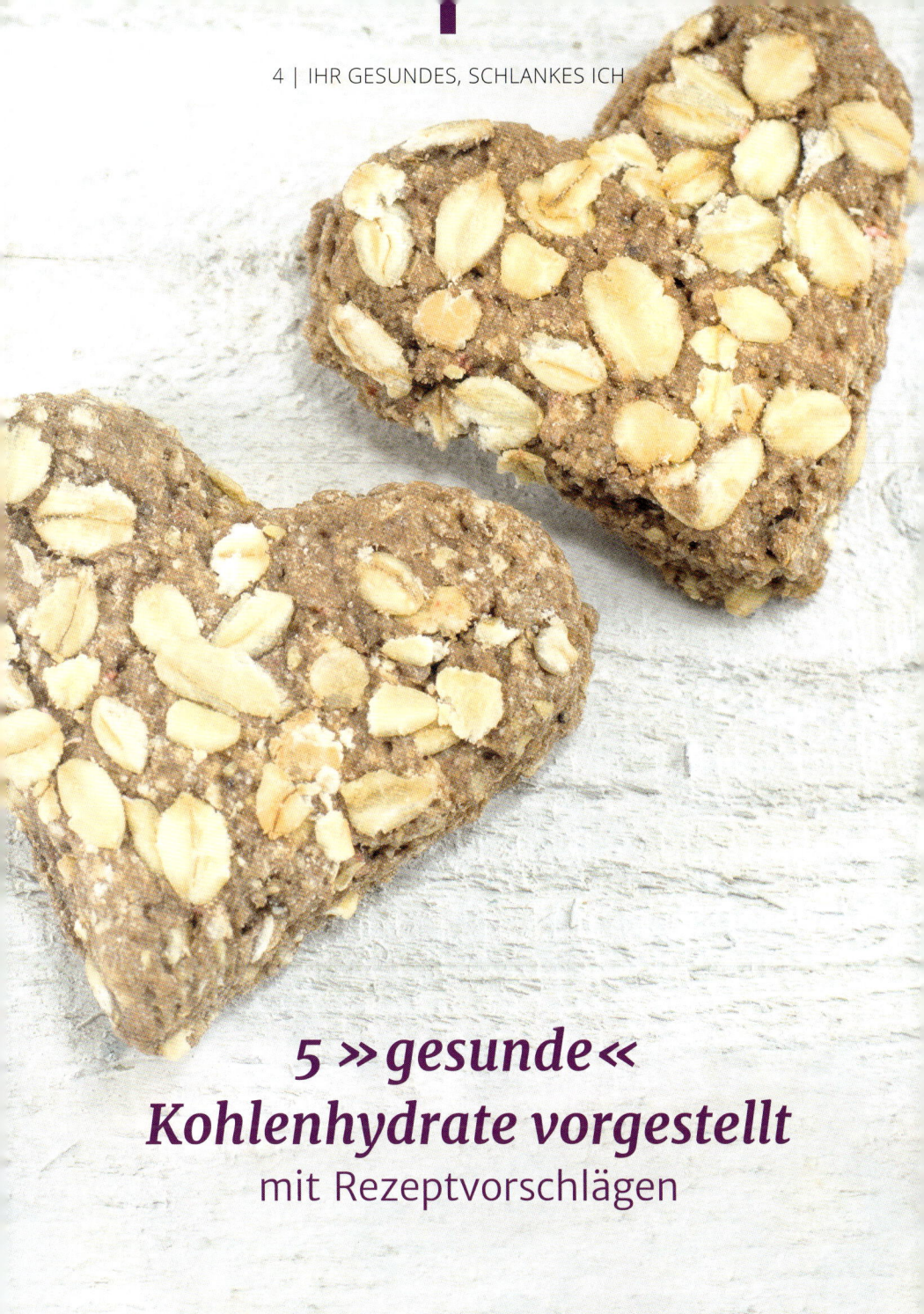

5 »gesunde« Kohlenhydrate vorgestellt
mit Rezeptvorschlägen

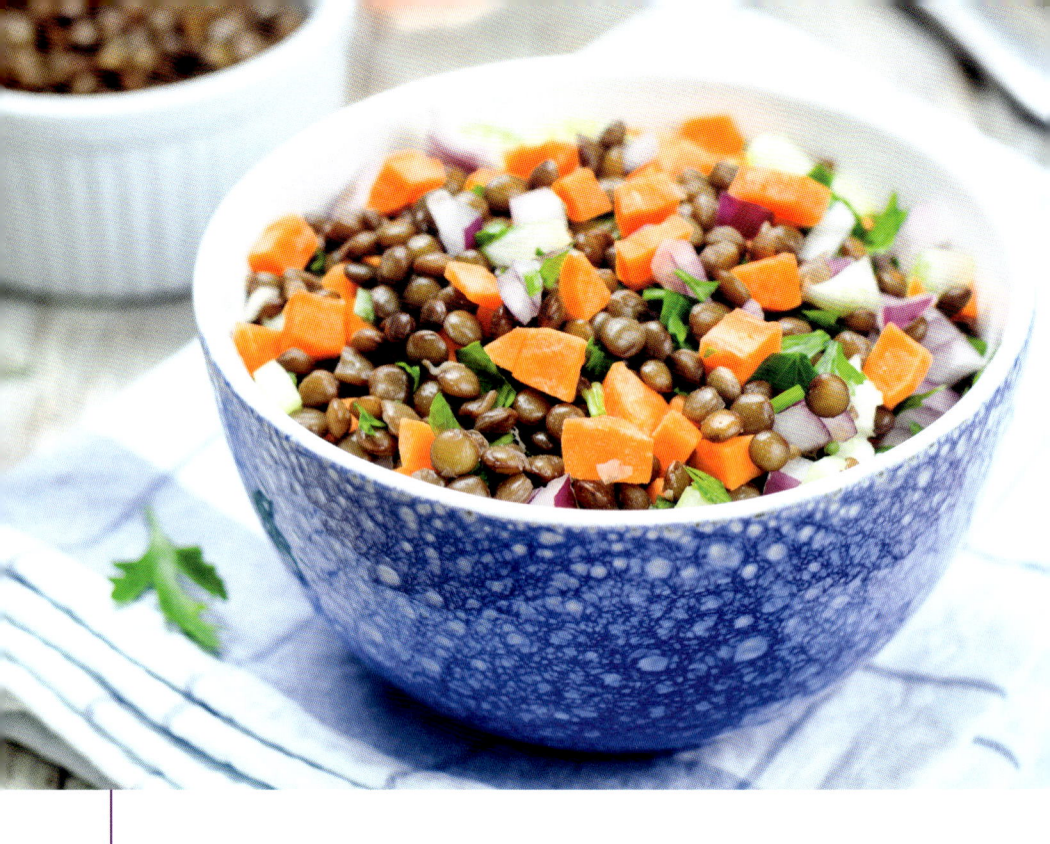

Linsen

Klein an Gestalt, groß in der Wirkung: In Linsen steckt eine Fülle von Nährstoffen. Rund 40 Prozent der Kraftpakete bestehen aus komplexen Kohlenhydraten. Dazu kommen reichlich Eiweiß sowie viele Vitamine und Mineralstoffe. Fett dagegen findet sich kaum in diesen Mini-Hülsenfrüchten. Ballaststoffe sorgen dafür, dass Linsen lange satt machen. Sie bekommen Linsen in zahlreichen Farben, die Unterschiede in der Konsistenz bewirken. Gelbe und rote Linsen garen besonders schnell und eignen sich für Suppen und Eintöpfe, beispielsweise indische Dhals. Schwarz und grüne Linsen haben eine feste Schale und schmecken deshalb besonders gut als bissfeste Zutat in Salaten und Gemüsegerichten. Der klassische deutsche Linseneintopf mit Würstchen entsteht aus grünen Linsen.

Bunter Linsensalat

Zutaten Linsen
250 g Linsen
1 Kleine Zwiebel
90 g Lauch
150 g Möhren
5 Tomaten
Petersilie gehackt
Salz, Pfeffer, Chili

Zutaten Marinade
6 EL Essig
1 EL Senf
Salz
1 Prise Zucker
4 EL Öl

1. Zwiebel fein hacken & andünsten. Linsen bissfest kochen. Linsen abschrecken.

2. Lauch & Möhren waschen und in feine Streifen schneiden und blanchieren. Tomaten würfeln.

3. Gemüse mit Linsen vermischen und abschmecken.

4. Für die Marinade alle Zutaten mischen, abschmecken. Linsen mit Gemüse hinzugeben und mindestens 20min ziehen lassen.

Glasnudeln mit Linsen

Zutaten
2 Stangen Lauch
250 ml Gemüsebrühe
4 EL Sesamöl
250 g Glasnudeln
125 g Linsen, rote
2 cm Ingwerwurzel
Cayennepfeffer, Currypulver
50 ml Sojasoße

1. Lauch putzen, in dünne Ringe schneiden & waschen. Karotten und Ingwer schälen und raspeln.

2. Lauch, Karotten & Ingwer in Sesamöl andünsten. Linsen dazugeben und mit der Gemüsebrühe ablöschen. Ca. 5 Min. köcheln lassen.

3. Glasnudeln in einer Schüssel mit kochendem Wasser übergießen und 5 Minuten ziehen lassen. Glasnudeln absieben und wieder in die Schüssel geben, mit einer Schere kleiner schneiden. Gemüse zu den Glasnudeln geben. Mit Sojasoße und den Gewürzen abschmecken.

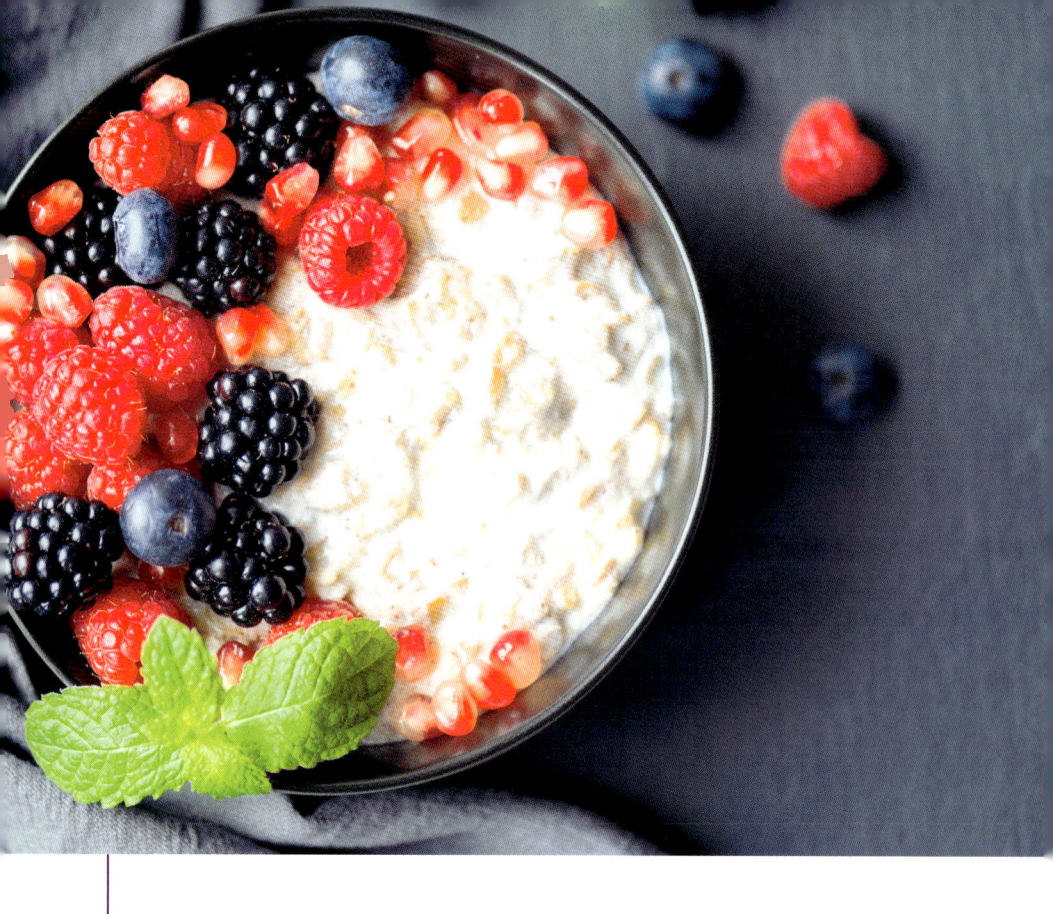

Haferflocken

Haferflocken liefern eine Fülle von Ballaststoffen, die Ihren Blutzuckerspiegel sanft ausbalancieren und gesunde Bakterien im Darm ernähren. Die Kohlenhydrate von Haferflocken können Sie mit gutem Gewissen verzehren, denn sie machen lange satt. Eine normale Portion von 50 Gramm enthält 31,5 Gramm Kohlenhydrate und zusätzlich eine ordentliche Menge Eiweiß. Zahlreiche Vitamine, Mineralstoffe und Spurenelemente machen Haferflocken zu einem nährstoffreichen Lebensmittel. Neben Porridge können Sie Haferflocken auch in herzhaften Speisen verwenden und damit Weißmehlprodukte ersetzen. Sie können zum Beispiel Schnitzel mit Haferflocken panieren oder Buletten mit ihnen binden.

Birnen-Kokos-Porridge

Zutaten
250 ml Getreidemilch
5 EL Haferflocken
1 Birne
1 TL Honig
Zimt

Nach Geschmack:
Heidelbeeren, Granatapfel, Brombeeren, Himbeeren

1. Die Milch wird zusammen mit den Haferflocken, der klein geschnittenen Birne, den Kokosraspeln, etwas Honig und Zimz in einen kleinen, beschichteten Topf gegeben und unter Rühren aufgekocht.

2. Nun den Topf von der Kochstelle nehmen und mit einem Deckel abdecken. Er muss ca. 4–5 Min. ruhen.

3. Das Ganze in einer Schüssel servieren und nach Belieben noch mit Kokosraspeln und Beeren garnieren.

Beeren-Bananen-Smoothie

Zutaten
1 Banane
100 g Beeren
(Erdbeeren, Heidelbeeren)
2 EL Haferflocken
200 g Naturjoghurt
(ohne Zucker)
50 ml Wasser

1. Banane schälen und klein schneiden. Die Erdbeeren mit den Bananenstücken in den Mixer geben und pürieren.

2. Haferflocken, Naturjoghurt und Wasser dazugeben.

3. Variationen mit Kakaopulver, Zimt, Vanille.

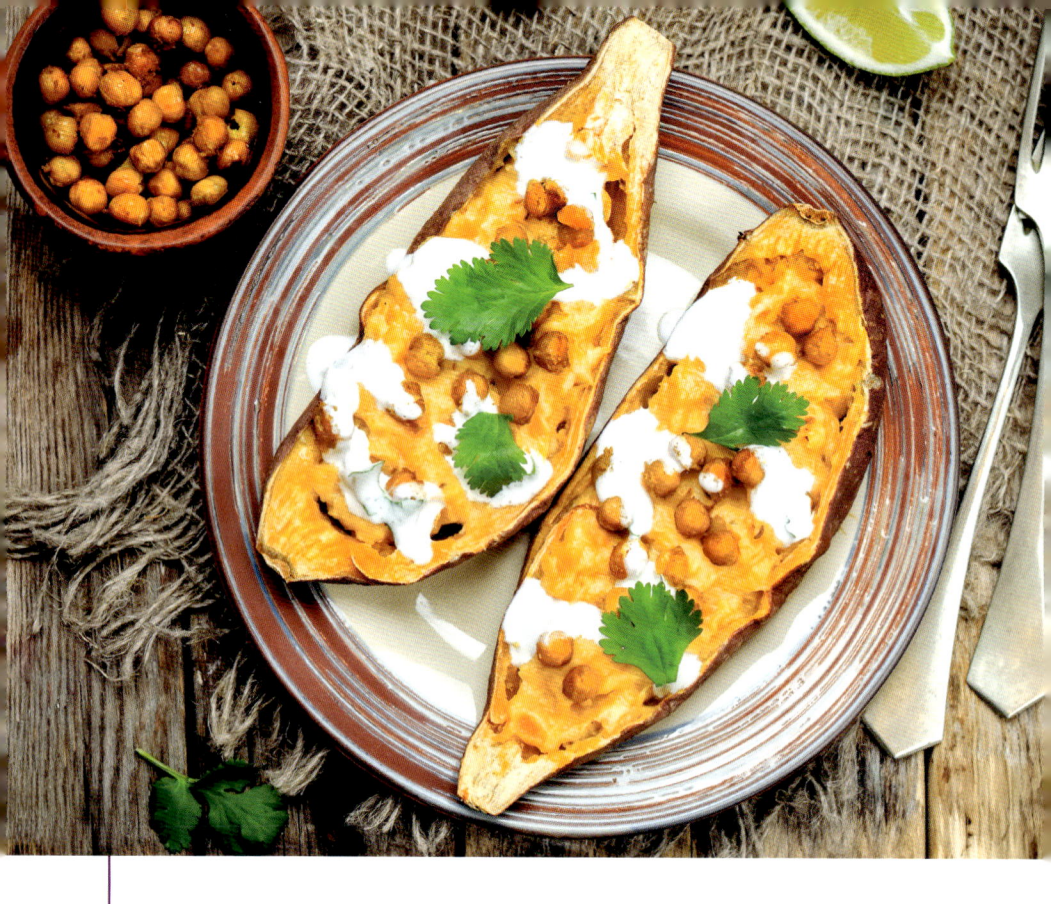

Süßkartoffeln

Knolle ist nicht gleich Knolle: Die Süßkartoffel hat botanisch gesehen mit der deutschen Kartoffel nichts am Hut. Allerdings bereichert die südamerikanische Knolle Ihren Speiseplan mit ihrem süß-aromatischen Geschmack, der zwischen Karotte und Kürbis angesiedelt ist. Ihr hoher Anteil an Beta-Karotin wird vom Körper in Vitamin A umgewandelt, eine überaus wichtige Substanz für den Stoffwechsel. Sie ist unter anderem am Wachstum von Zellen beteiligt. Reichlich Vitamin C, Vitamin E, Kalium, Magnesium und Kalzium sind weitere Nährstoffe der Süßkartoffel, die Sie allerdings auch in der normalen Kartoffel finden – denn wenn es um die Nährwerte geht, liefern sich beide Knollen ein Kopf-an-Kopf-Rennen.

Süßkartoffeln mit Kichererbsen und Ziegenkäse

Zutaten
2 Süßkartoffeln
5 EL Olivenöl
4 EL Kichererbsen
60 g Ziegenkäse
Thymian
Salz & Pfeffer

1. Den Ofen auf 200 Grad vorheizen. Die Kartoffeln halbieren und mit Öl bepinseln. Auf ein Blech legen und etwa 45 Minuten im Ofen backen, bis sie ganz gar sind.

2. Anschließend mit einem Löffel eine Mulde in jede Kartoffelhälfte drücken oder ein wenig vom Inneren herausschaben. Salzen und pfeffern. Mit Kichererbsen und zerkrümeltem Käse befüllen. Nochmals für etwa 10 Minuten in den Ofen geben, bis der Käse geschmolzen ist.

3. Vor dem Servieren mit Thymian garnieren.

Süßkartoffel-Kumpir

Zutaten
4 Süßkartoffeln
100 g Kirschtomaten
150 g Salatgurke
1 kleine rote Zwiebel
1 Avocado
3 Stiele Petersilie Petersilie
40 g Gouda
200 g Sour Creme
20 g Butter

1. Süßkartoffeln waschen und 30 Minuten weich garen. Tomaten, Gurke waschen und würfeln. Avocado schälen und würfeln. Petersilie waschen und klein hacken.

2. Öl in einer Pfanne erhitzen, Zwiebel andünsten, würzen und zusammen mit Gurke und Tomate in eine Schüssel geben.

3. Kartoffeln abgießen und längs einschneiden. Das innere mit einer Gabel herauslösen, Butter und Käse untermischen.

4. Sour Creme und Gemüse darauf verteilen und mit Petersilie garnieren.

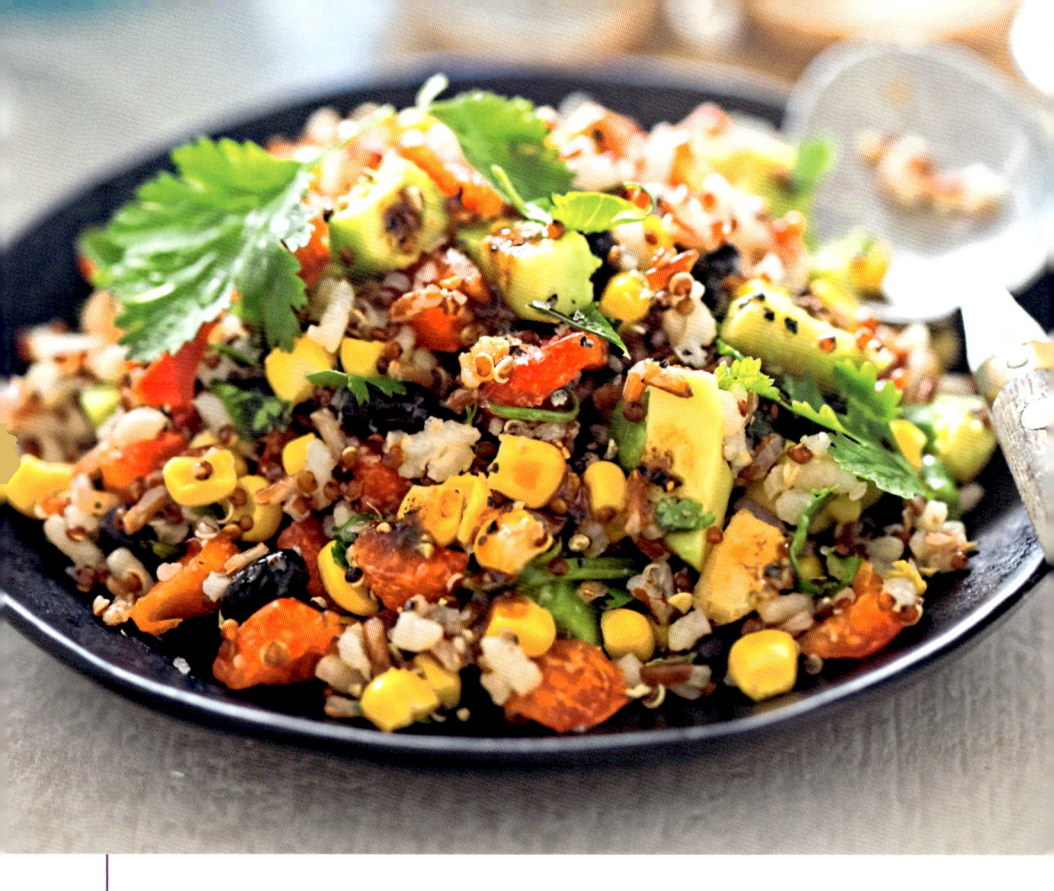

Quinoa

Dieses glutenfreie Getreide aus den Anden enthält unheimlich viel Eiweiß und gilt zu Recht als Superfood. Von allen Getreidesorten hat es mit 14 Gramm pro 100 Gramm ungekochte Körner den höchsten Eiweißanteil. Außerdem liefert es dabei alle essenziellen Aminosäuren, eine Seltenheit für ein pflanzliches Nahrungsmittel. Diese Eiweißbausteine heißen essenziell, weil der Körper sie mit der Nahrung aufnehmen muss. Darüber hinaus ist Quinoa reich an Vitaminen, Mineralstoffen, sekundären Pflanzenstoffen und komplexen Kohlenhydraten, die der Körper langsam verwertet – ideal, um nach schweißtreibender Bewegung Energiespeicher zu füllen. Sie können Quinoa wie Reis kochen und als Beilage verzehren. Diese Zutat spielt auch hervorragend die Hauptrolle in vegetarischen Gerichten.

Inka-Salat

Zutaten
125 g Quinoa
250 ml Gemüsebrühe
1 Zwiebel / Lauchzwiebel
1 Paprikaschote
2 Tomaten
1 Avocado
1 Knoblauchzehe
Petersilie
Olivenöl
Honig & Zitrone

1. Quinoa im Sieb waschen. In einem Topf zusammen mit der Gemüsebrühe 12-15min Kochen.

2. Zwiebel in Ringe schneiden. Paprika und Tomate waschen und würfeln, Avocado halbieren, Kern entfernen und Fruchtfleisch herausholen und in Scheiben schneiden.

3. In einer Schüssel Quinoa mit dem Gemüse vermischen. Für das Dressing 3 Löffel Olivenöl, Honig, Salz, Pfeffer und Chili vermischen. Ggf. Mit Zitrone abschmecken und mit Petersilie dekorieren.

Quinoa-Crêpes

Zutaten
1 Tasse Quinoa Mehl
200 ml Mandelmilch
2 Eier
1 TL Honig
1 MS Meersalz
2 EL Butter
1 Handvoll Beeren
Gehackte Nüsse

1. Trockene Zutaten in einer Schüssel vermischen. Butter schmelzen, zusammen mit Milch, Honig und Eier zu einem glatten Teig verrühren.

2. Pfanne erhitzen, Butter hinzugeben. Eine Kelle Teig in die Pfanne geben und den Teig zerfließen lassen.

3. Nach ca. 1 Minute den Crêpes wenden und die andere Seite durchbacken, bis eine bräunliche Färbung entsteht.

4. Beeren waschen. Crêpes aus der Pfanne nehmen und mit gehackten Nüssen und Honig dekorieren.

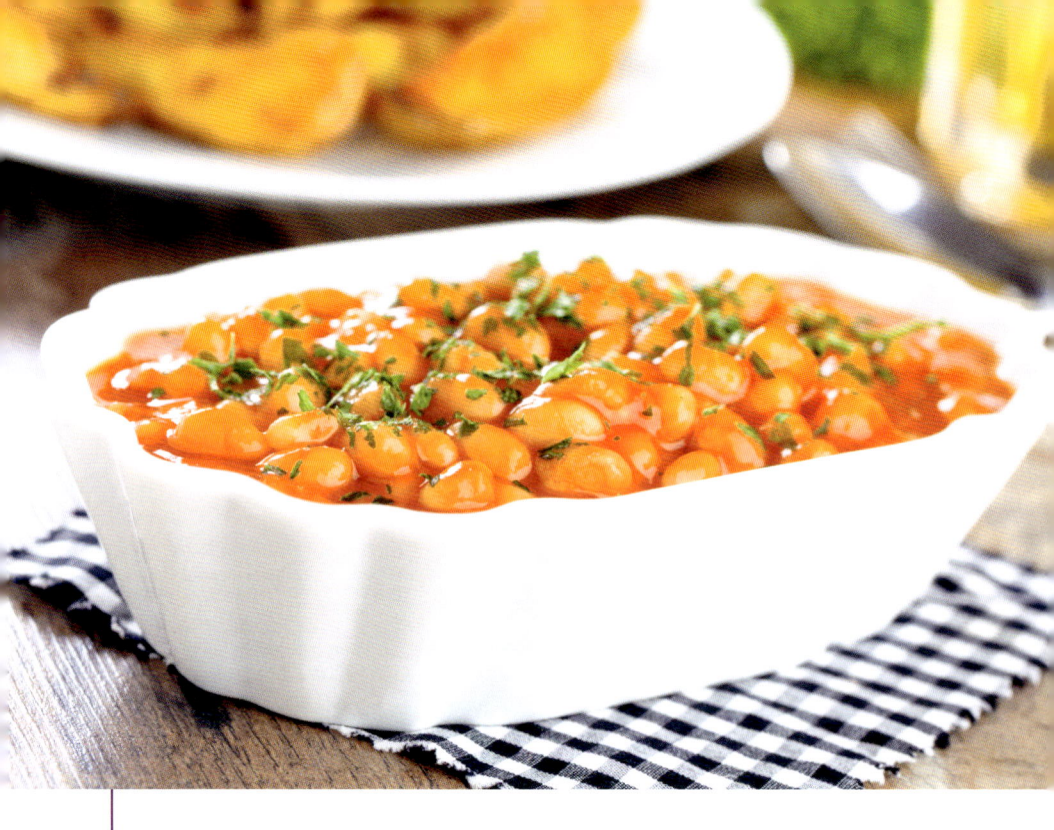

Weiße Bohnen

Wie andere Hülsenfrüchte, so zeichnen sich auch weiße Bohnen durch einen großen Anteil von komplexen Kohlenhydraten aus. Dazu kommt eine ordentliche Portion Eiweiß. Das macht sie für Vegetarier besonders interessant. Ein Tipp: Gemeinsam mit Reis verzehrt liefern Hülsenfrüchte alle essenziellen Aminosäuren, Eiweißbausteine, die der Körper nur durch die Nahrung bekommt. Komplexe Kohlenhydrate kann Ihr Magen-Darm-System nur langsam verwerten. Deshalb machen alle Hülsenfrüchte lange satt. Außerdem enthalten weiße Bohnen viele Antioxidantien, die vor freien Radikalen schützen und so vielen Krankheiten vorbeugen. Reichlich Vitamine und Mineralstoffe machen diese Bohnen zu kleinen Kraftpaketen, die Ihren Körper auf gesunde Weise stärken. Sie können weiße Bohnen auf vielfältige Art genießen, zum Beispiel als Püree, in Salaten, als Eintopf oder als Beilage zu Fleisch und Fisch.

Lobiya (aus Indien)

Zutaten
300 g Weiße Bohnen
1 Zwiebel
2 Tomaten
4 EL Öl
1 TL Kurkuma
1 TL Chili
1/2 TL Garam Masala
(Gewürzmischung)

1. Die Bohnen in ein Sieb gießen und die Flüssigkeit auffangen. Die Zwiebel schälen und fein hacken. Die Tomaten waschen, und in kleine Würfel schneiden.

2. Öl in einem Topf erhitzen und die Zwiebeln darin in etwa 3 Minuten bei mittlerer Hitze goldbraun braten. Die Tomaten hinzufügen und 1 Minute mitbraten. Alle Gewürze unterheben und mit Bohnen zu Zwiebeln und Tomaten geben, gut verrühren und 5 Minuten unter Rühren braten.

3. Mit aufgefangener Flüssigkeit ablöschen und in 5 Minuten bei mittlerer Hitze fertig garen. Mit Salz abschmecken.

Hühnchen-Chili

Zutaten
2 Hähnchenbrustfilet
1 Dose Kichererbsen
450 ml Gemüsebrühe
2 EL Öl
Salz, Pfeffer, Chili
ggf. Sambal Oelek

1. Hähnchenbrustfilet waschen, trocken tupfen und in kleine Würfel schneiden. Kichererbsen und Bohnen abtropfen lassen.

2. In einer Pfanne Öl heiß werden lassen und das Hähnchenfleisch darin anbraten. Gemüsebrühe zugießen.

3. Kichererbsen und Bohnen zugeben. Mit Salz, Pfeffer und Chili abschmecken und alles bei geringer Wärmezufuhr unter gelegentlichem Umrühren ca. 5 Min. Kochen.

4. Dazu schmeckt ein Vollkornbaguette.

Sport für einen flachen Bauch

Ohne Sport geht es nicht – erst recht nicht, wenn Sie sich einen flachen Bauch wünschen. Nur durch regelmäßige Sporteinheiten können Sie gezielt am Bauch abnehmen.

Doch wie bereits beschrieben ist es nicht möglich, sich hierbei einzig und allein auf Übungen für den Bauch zu beschränken. Um die Fettverbrennung anzukurbeln, ist Ausdauersport unerlässlich. Dazu gehört etwa Walken, Laufen, Schwimmen oder Radfahren. Dreimal wöchentlich sollten Sie hier aktiv werden. Anfangs, wenn Sie noch untrainiert sind, reichen jeweils rund 20 Minuten dafür aus. Schließlich wäre es verkehrt, sich hier durch vorschnellen Eifer zu überanstrengen und körperliche Schäden zu riskieren. Erst, wenn Sie sich an die regelmäßiges Sporttreiben gewöhnt haben, können Sie das Pensum allmählich steigern.

Darüber hinaus empfehlen sich Übungen, die die Bauchmuskulatur stärken. Die klassischen Sit-ups sind hier nach wie vor die beste Übung. Dabei gibt es verschiedene Varianten. Das Aufrichten aus dem Rücken heraus gerade zur Hüfte hin trainiert die geraden Bauchmuskeln. Erfolgt die Bewegung zur Seite hin, werden die seitlichen Bauchmuskeln trainiert. Das Anheben der Beine kann eine zusätzliche Förderung der unteren Bauchmuskeln bewirken.

Mit Spaß kann es auch gehen: Hula-Hoop, das Drehen eines Reifens um die Körpermitte, wirkt nicht sonderlich anstrengend, macht Spaß und trainiert nahezu unmerklich die Taille. Um die Durchblutung und damit den Fettabbau zu fördern, können Sie Ihren Bauch zusätzlich regelmäßig massieren. Dies fördert ebenso die Verdauung. Aromatisierte Öle können dazu verwendet werden, um zusätzlich den Fettabbau verstärkt anzuregen und Hungergefühle zu bremsen (beispielsweise durch Pfefferminzöl). Eine geregelte, gut funktionierende Verdauung ist ebenfalls wichtig für einen schlanken Bauch. Die fülligere Körpermitte wird nämlich häufig nicht allein durch überflüssiges Fett, sondern auch durch Blähungen erzeugt. Hier ist eine gesunde Ernährung, die Reduktion von hellen Kohlenhydraten und reichlich Flüssigkeit wichtig, um sich wohlzufühlen und den Bauch etwas flacher werden zu lassen.

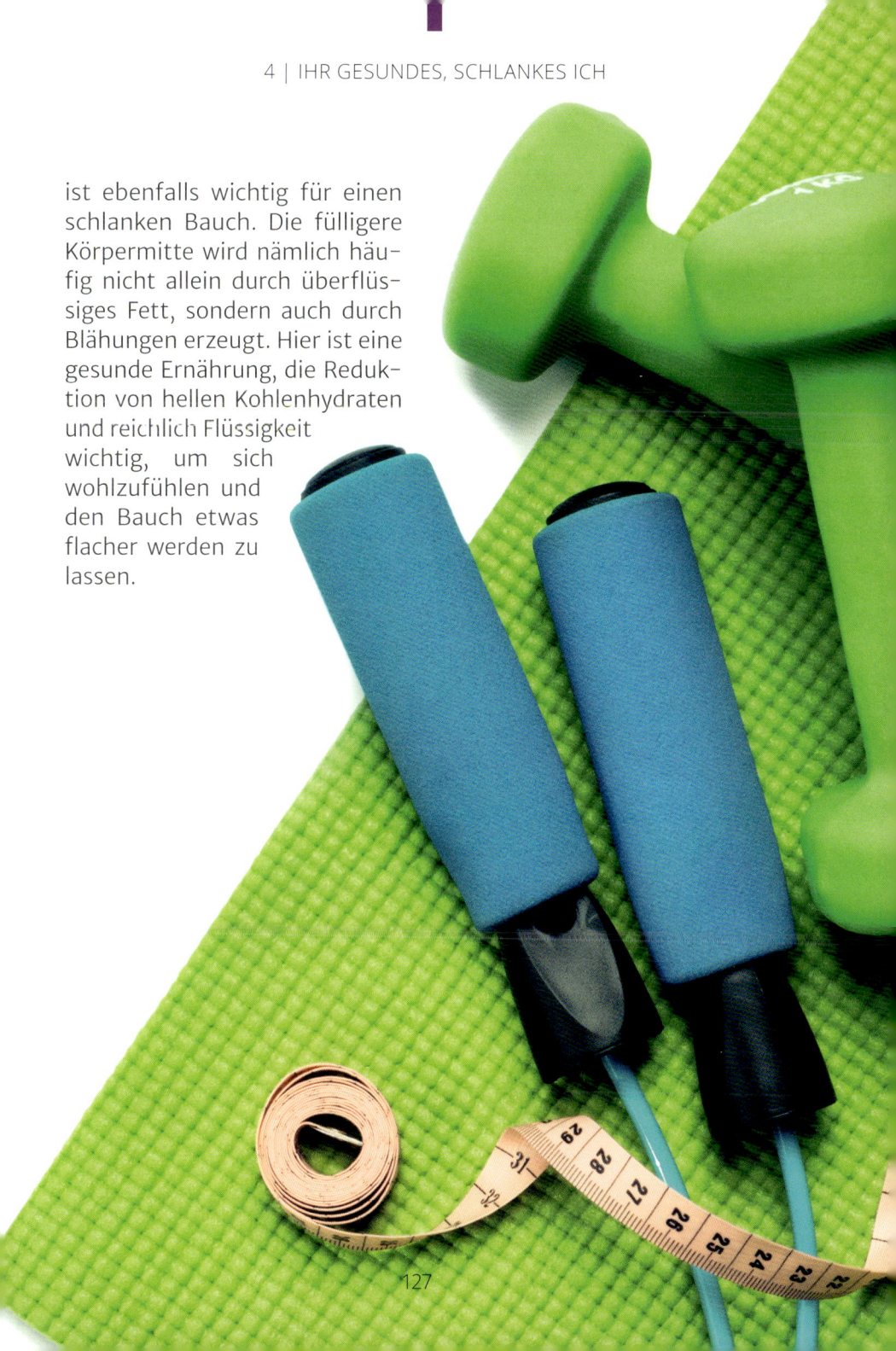

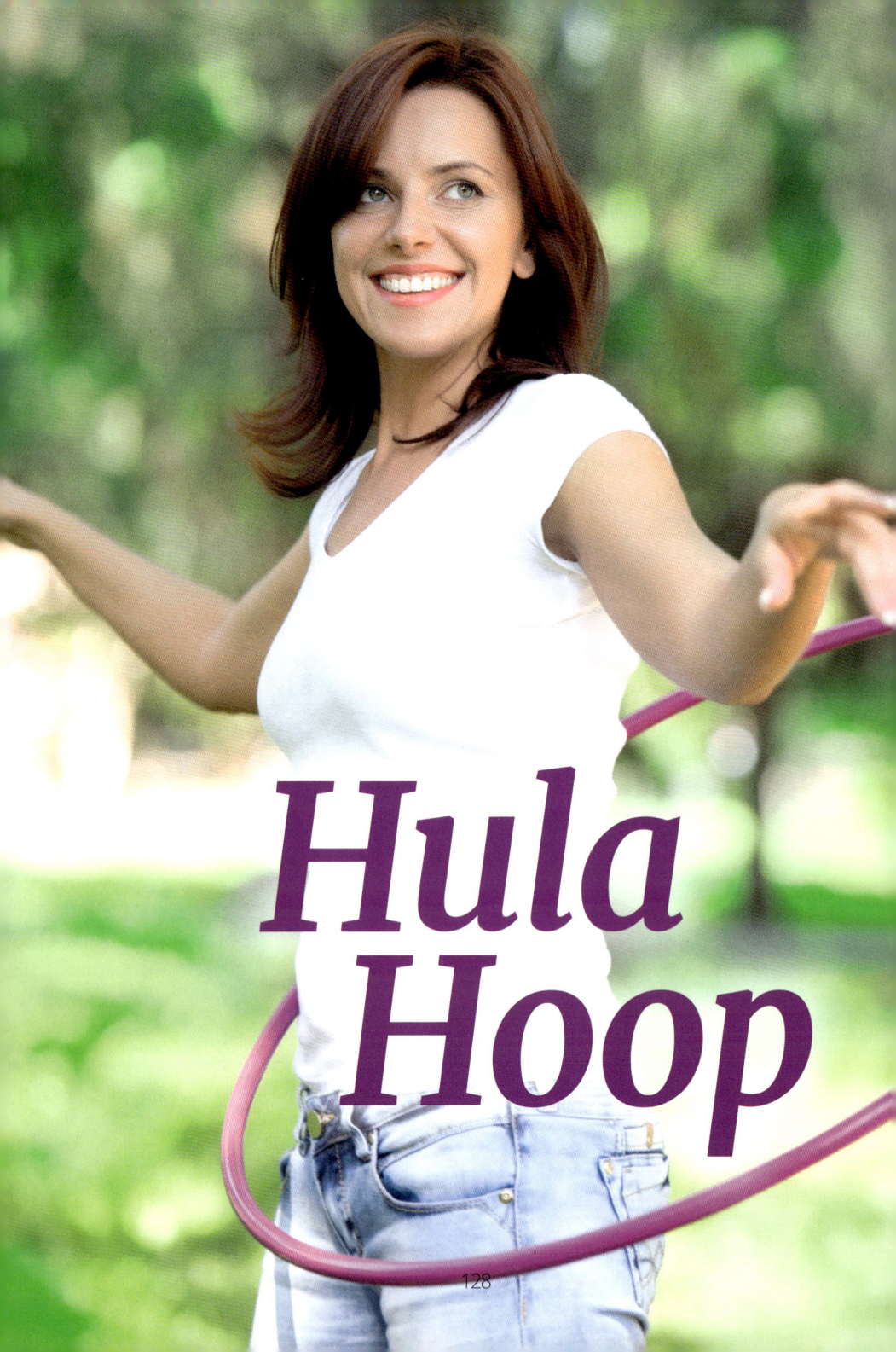

Hula Hoop

Hula Hoop

Einfach genial: Dieser Ausdruck trifft auf den Hula-Hoop-Reifen zu, ein einfaches Fitnessgerät, dass Fett in der Taille zum Schmelzen bringt und gleichzeitig Ihre Körpermitte stärkt.

Stars wie Beyoncé und Liv Tyler haben den Hula-Hoop-Reifen zu neuer Popularität verholfen. Die Hoop-Mania umrundete die Welt bereits in den 50er und wieder in den 80er Jahren. 2009 machte Michelle Obama mit dem Reifen Furore, als sie für einen guten Zweck 142 Umdrehungen schaffte.

Der Schwung mit dem Reifen bearbeitet nicht nur überflüssige Pölsterchen in der Taille. Er stärkt auch die Rückenmuskeln, die Beine und den Po. Die rhythmischen Bewegungen erhöhen den Herzschlag, bringen den Stoffwechsel auf Trab und kurbeln die Fettverbrennung an. Das strafft das Bindegewebe und steigert Ihre Ausdauer. Das Beste: Das Herumwirbeln des Hulareifens macht viel Spaß und führt Sie langsam, aber sicher, zur Traumfigur.

Sie trainieren am liebsten in einer Gruppe? Probieren Sie den aktuellen Dance-Sport aus dem Pazifik Hot Hula, bei dem Ihnen polynesische Trommelklänge einheizen. Fließende Bewegungen bringen Sie dabei zum Schwitzen und lassen Sie pro Stunde 500 bis 900 Kalorien verbrennen. Positiver Nebeneffekt: Der Hüftschwung sieht nicht nur sexy aus, er wirkt auch wie ein natürliches Aphrodisiakum.

Während die Reifen früher aus Holz oder Kunststoff bestanden, hat HighTech auch dieses Fitnessgerät erreicht. Massagenoppen, Modelle mit Gewichten und Magneten unterstützen heute die schlank machende Wirkung der Reifen. Der Clou: Hula Hoops mit Batteriebetrieb, die vibrieren und die Körpermitte sanft massieren.

Sit-ups

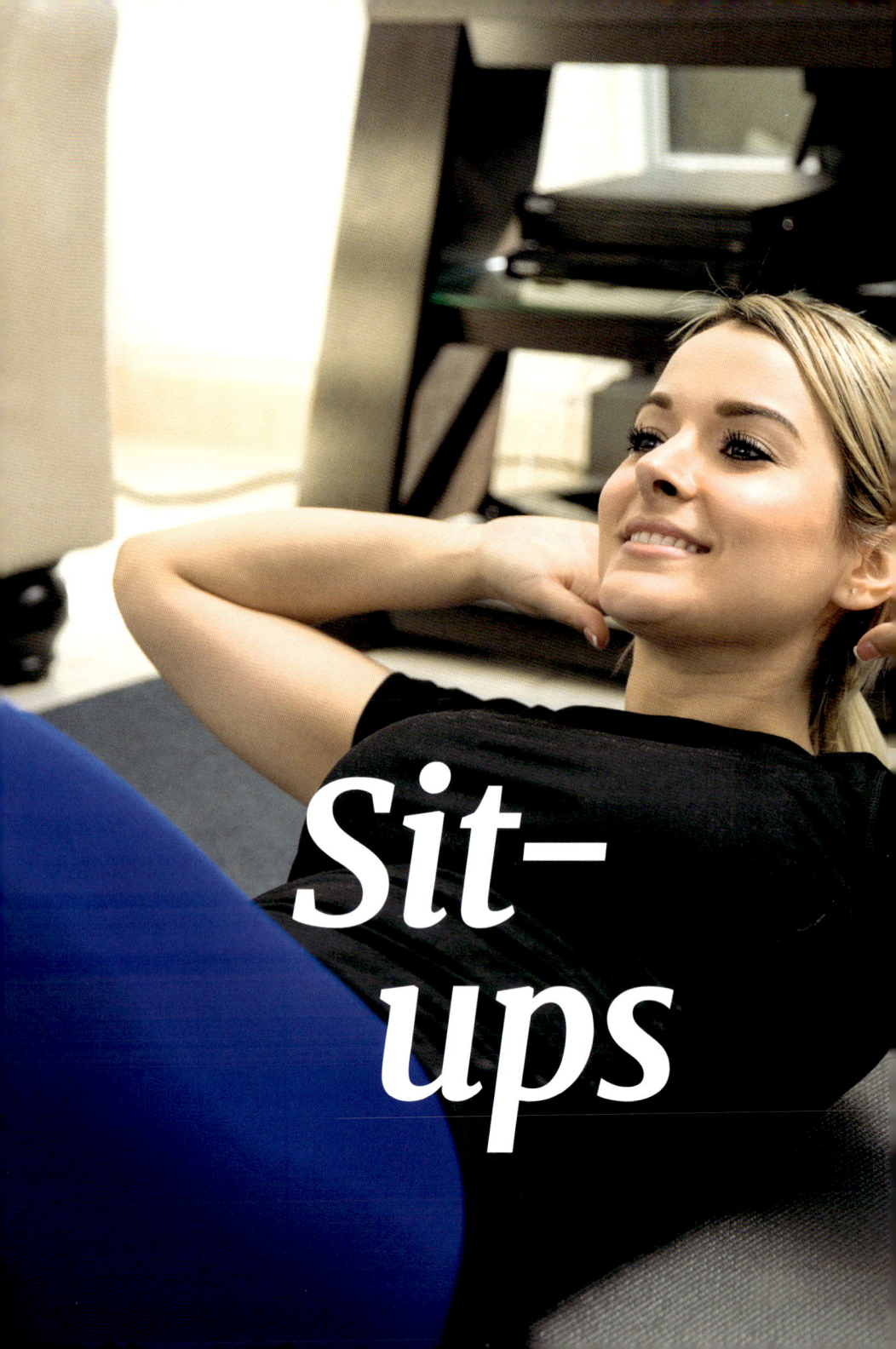

Der richtige Sit-up

Sit-ups sind die beste Übung für alle, die ihren Bauch trainieren wollen. Allerdings kann man bei Sit-ups viel falsch machen und sich dabei sogar erheblich verletzen.

Es gilt: Wer über 35 Jahre halt ist und lange keinen Sport gemacht hat, sollte erstmal vom Arzt überprüfen lassen, ob die Wirbelsäule und auch die Gelenke in Ordnung sind. Außerdem ist es wichtig, sich vor dem Sport aufzuwärmen, z.B. durch Seilspringen, auf der Stelle gehen, Hampelmännern & Co.

So geht's

1. Legen Sie sich am Boden auf den Rücken auf eine Matte oder dicke Decke. Stellen Sie die Beine etwa kniebreit voneinander entfernt leicht angewinkelt auf. Strecken Sie die Arme gerade nach unten am Körper entlang aus. Die Hände berühren die seitliche Gesäßmuskulatur oder den oberen Teil des seitlichen Oberschenkels.

2. Zuerst bewegen Sie die Brust in Richtung der Knie. Dann drücken Sie den Bauch in Richtung der Oberschenkel, bis der Oberkörper senkrecht zum Boden steht. Dabei atmen Sie aus. Während der Aufwärtsbewegung führen Sie die Hände an den Oberschenkeln entlang nach oben. Halten Sie sich nicht an den Oberschenkeln fest, um sich nach oben zu ziehen.

3. Senken Sie den geraden Oberkörper wieder langsam nach hinten. Krümmen Sie ihn, um den Oberkörper sanft auf den Boden zu bringen. Dabei atmest du ein. Achte darauf, die Schultern unten zu halten.

Tipp: *Wenn Sie sich ein Latexband um die Füße wickeln, erleichtert das die Aufwärtsbewegung.*

Effektive Sit-ups Übungen

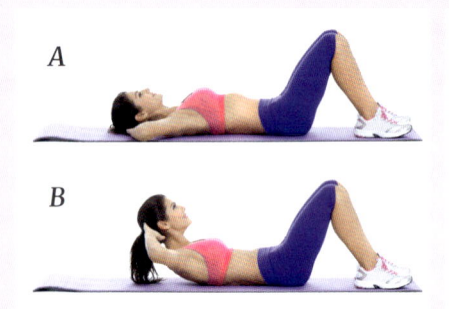

A Gerade auf den Rücken legen, Beine hüftbreit anwinkeln, Arme in den Nacken legen

B Aus dem Bauch heraus den Oberkörper sanft anziehen. Kurz halten, wieder absenken. Dabei ausatmen. Vorsicht: Nicht gegen den Kopf drücken.

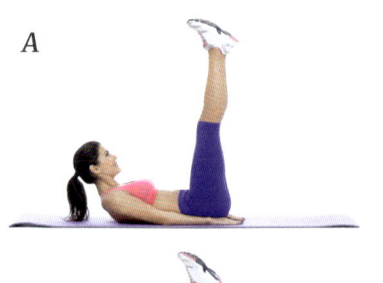

A Gerade auf den Rücken legen, Beine zusammendrücken und im 90° Winkel in den Himmel strecken. Hände leicht unter die Hüfte legen. Oberkörper aus der Kraft der Bauchmuskeln leicht anheben.

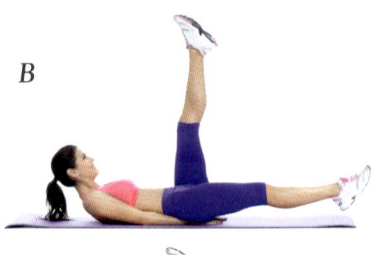

B Nun das rechte Bein nach vorne ausstrecken, während das Linke nach oben gestreckt bleibt. Bauch fest anspannen und die Bewegung langsam durchführen.

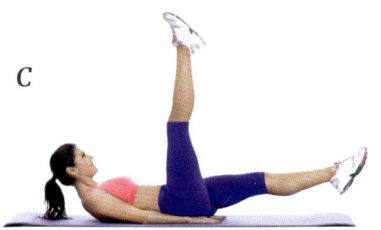

C Jetzt das rechte Bein in die Luft strecken, Bauch angespannt lassen und das linke Bein nach vorne ausstrecken. Die Bewegung langsam durchführen. Pro Seite 10-mal wiederholen.

4 | IHR GESUNDES, SCHLANKES ICH

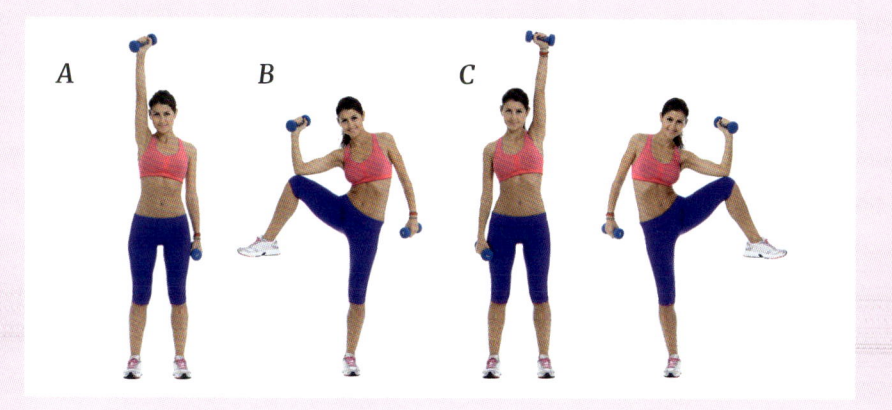

A 1kg Hanteln oder alternativ zwei kleine Wasserflaschen in die Hand nehmen. Ein Arm nach oben strecken. Den Bauch anspannen.

B den Arm nach unten ziehen und gleichzeitig das Bein seitlich hochziehen: Der Ellenbogen möchte zum Knie. Dabei den Bauch anspannen und ausatmen. Achtung – nicht krumm werden. Lieber das Bein nicht ganz so weit hochziehen – sondern die Übung sauber und langsam durchführen. Arm und Bein wieder strecken und nochmal langsam Ellenbogen zum Knie führen. Die Übung 10-mal Wiederholen.

C Gleiche Übung auf der anderen Seite: Arm strecken und dann langsam den Ellenbogen zum Knie führen. Buch dabei anspannen und ausatmen. Danach wieder Arm und Bein strecken – Übung 10-mal wiederholen.

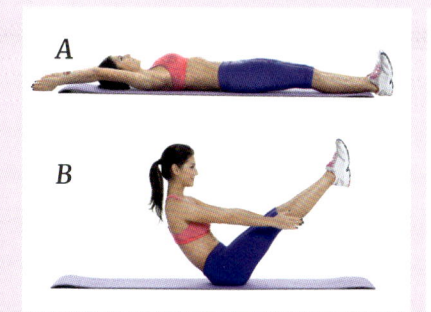

A Auf dem Rücken ausgestreckt liegen – den ganzen Körper anspannen.

B Aus dem Bauch heraus den Oberkörper und die Beine anziehen. 5 Sekunden halten. Wieder ausstrecken. Übung 20-mal wiederholen.

4 | IHR GESUNDES, SCHLANKES ICH

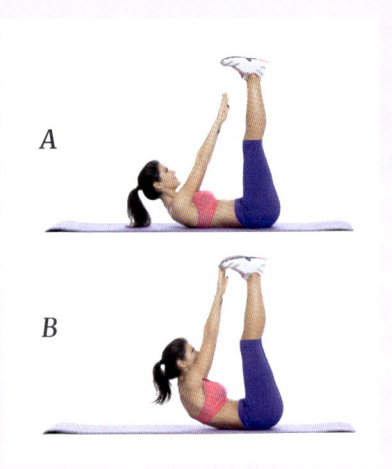

A Beine 90° zur Decke strecken. Kopf & Schultern vom Boden abheben. Arme zeigen zu den Beinen.

B Mit den Fingern versuchen die Füße zu berühren. Kurz halten, wieder lösen und wieder probieren die Füße zu berühren. 10-mal wiederholen.

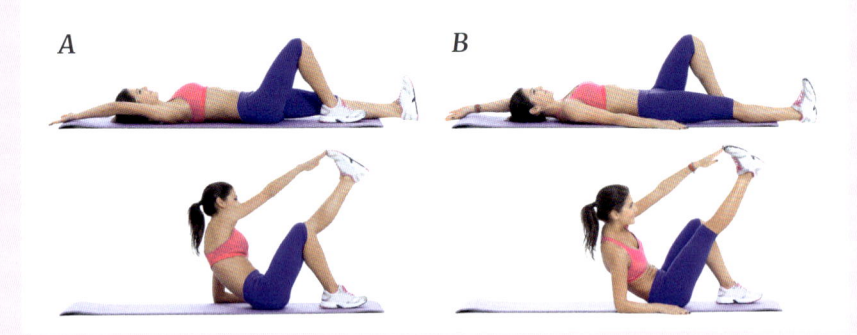

A Auf dem Boden liegen. Das rechte Bein anwinkeln und das Linke ausstrecken. Der linke Arm liegt neben dem Körper. Bauch anspannen, ausatmen und dabei mit der rechten Hand (ausgestreckter Arm) den linken Fuß (ausgestrecktes Bein) berühren. Kurz halten, lösen – 10-mal wiederholen.

B Auf dem Boden liegen. Das linke Bein anwinkeln und das Rechte ausstrecken. Der rechte Arm liegt neben dem Körper. Bauch anspannen, ausatmen und dabei mit der linken Hand (ausgestreckter Arm) den rechten Fuß (ausgestrecktes Bein) berühren. Kurz halten, lösen – 10-mal wiederholen.

5

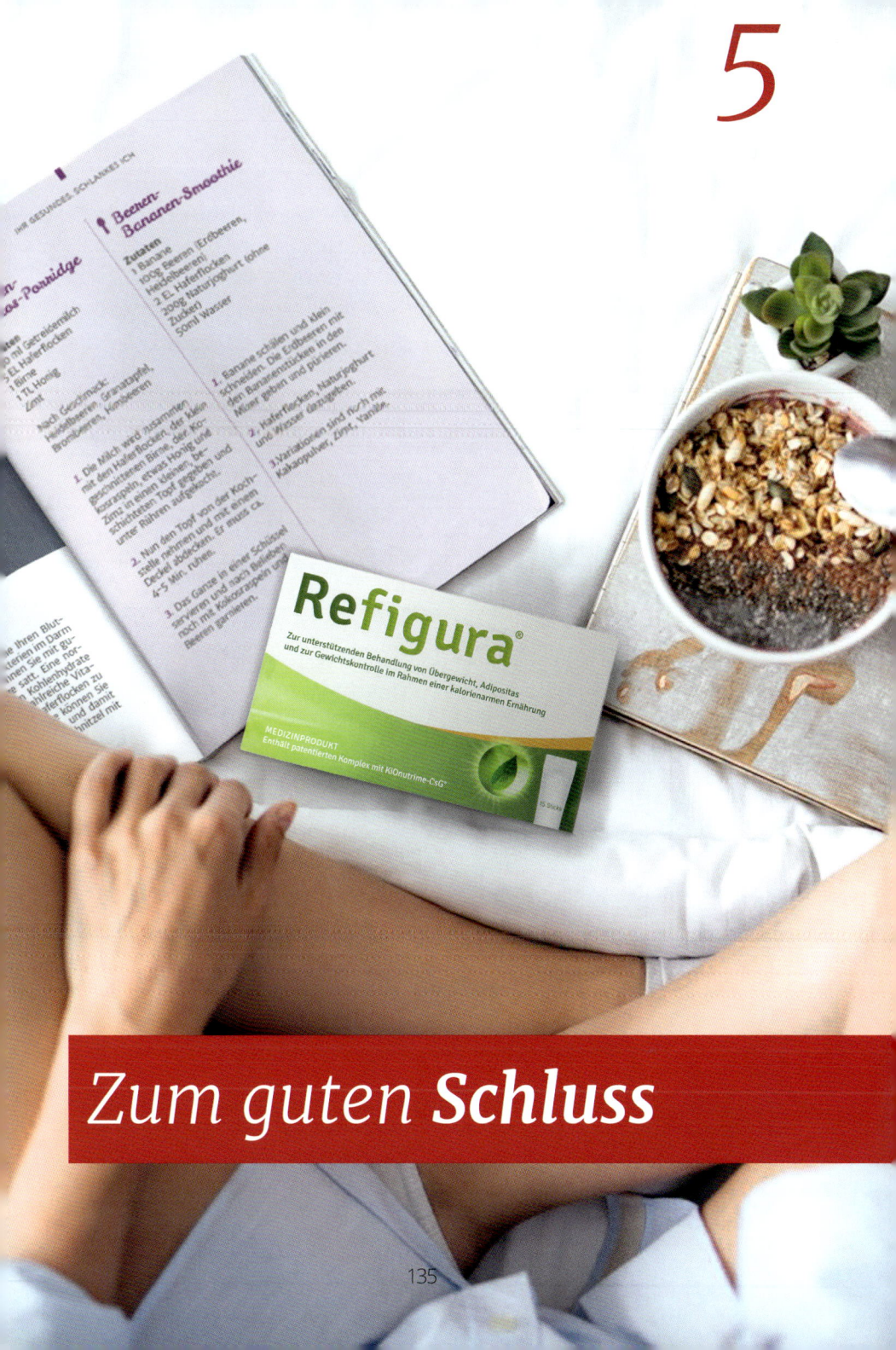

Zum guten Schluss

Zum guten Schluss

Unzählige Diät-Geheimnisse, Tipps und teilweise absurde Theorien begleiten Sie auf dem Weg zu Ihrer Wunschfigur. Nicht alle Diät-Konzepte sind wirklich effektiv.

Unzählige Diät-Geheimnisse, Tipps und teilweise absurde Theorien begleiten Sie auf dem Weg zu Ihrer Wunschfigur. Nicht alle Diät-Konzepte sind wirklich effektiv. Viele Diät-Konzepte und Programme entpuppen sich als Illusion, als Geldmacherei für die Erfinder. Andere sind zwar wirkungsvoll, jedoch gesundheitlich nicht völlig unbedenklich.

Viele Diäten der Hollywood-Stars sind für Normalsterbliche nicht praktikabel, da sie zu viel Verzicht fordern und zu viel Zeit für Sport beanspruchen.

Unsere 20 Abnehmtipps sind zum Teil auch sehr mühsam, aber deutlich einfacher umzusetzen, als eine Hollywood Extremdiät. Alle 20 Regeln werden Ihnen helfen, auf einfache Weise im Alltag Gewicht zu verlieren. Wenn Ihnen ein Tipp zu schwierig erscheint, sollten Sie auf ihn verzichten. Es ist unwahrscheinlich, dass Sie ihn tatsächlich in Ihren Alltag integrieren können.

Zum Glück gibt es nun Refigura mit seinem natürlichen Wirkstoffmechanismus. Refigura reduziert nicht nur die Kalorienaufnahme im Darm. Die quellenden Ballaststoffe fördern das Sättigungsgefühl und verhindern Heißhungerattacken wirkungsvoll. Dadurch unterstützt Sie Refigura wirkungsvoll Schritt für Schritt auf dem Weg zur Traumfigur.

Im Grunde beruht jede langfristige, dauerhafte Gewichtsabnahme auf den gleichen Grundlagen: eine ausgewogene, fett- und zuckerarme Ernährung, Sport und eine insgesamt gesunde Lebensweise.

Mit welchem Ernährungsplan Sie am besten zurechtkommen, müssen Sie selbst herausfinden.

5 | ZUM GUTEN SCHLUSS

Ihre Ernährung hängt immer von Ihren persönlichen Lebensumständen und den Anforderungen Ihres Alltags ab.

Wichtig ist es, keine schnellen Wunder zu erwarten. Wir sollten immer bedenken, dass in Deutschland jeder Mensch zwischen dem 30. und 60. Lebensjahr im Durchschnitt ein Kilogramm pro Jahr zunimmt. Es dauert also in der Regel Jahrzente, bis sich massives Übergewicht zeigt. Demgegenüber sollte man sich mit Abnehmen zumindest ein paar Monate Zeit lassen und nicht versuchen, in ein paar Tagen extrem abzunehmen.

Sie möchten mehr als fünf Kilogramm verlieren? In diesem Fall sollten Sie sich darauf einstellen, dass Abnehmen nicht ganz ohne Einschränkungen möglich ist. Ausdauer, etwas Disziplin und den festen Willen, etwas zu ändern, müssen Sie mitbringen. Allerdings ist es nicht nötig, einzig und allein auf Ihre Disziplin und Ihr Durchhaltevermögen zu vertrauen. Mit einem pflanzlichen, natürlichen Produkt wie Refigura können Sie sich den Weg zu Ihrer Traumfigur vereinfachen. Es gibt keinen Grund, sich den Weg zur Traumfigur unnötig zu erschweren. Scheitern ist bei extremen und fragwürdigen Methoden quasi vorprogrammiert. Geben Sie sich und Ihrem Körper mit Refigura die bestmögliche Unterstützung. Mit Refigura beschreiten Sie den einfachsten und gesündesten Pfad, der direkt zu Ihrer Wunschfigur führt.

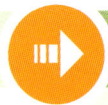

Zusammengefasst

- ✔ Gesunde Ernährung ist nicht nur wichtig für das Abnehmen, sondern auch für die Gesunderhaltung des Körpers

- ✔ Radikale Diäten fördern den Jojo-Effekt

- ✔ »Light« bedeutet nicht »kalorienarm«

- ✔ Auf die Energiebalance kommt es an: Wer mehr Kalorien verbrennt, als er aufnimmt, nimmt ab.

- ✔ Refigura ist der erste 3-fach Kalorienbinder, der über 40% der Kohlenhydrate, Fette und Zucker bindet.

- ✔ Refigura senkt den Cholesterinspiegel

- ✔ Refigura besteht aus 100% rein natürlichen Wirkstoffen

- ✔ Refigura hat eine wissenschaftlich belegte Wirkung

- ✔ Refigura ist allergikerfreundlich

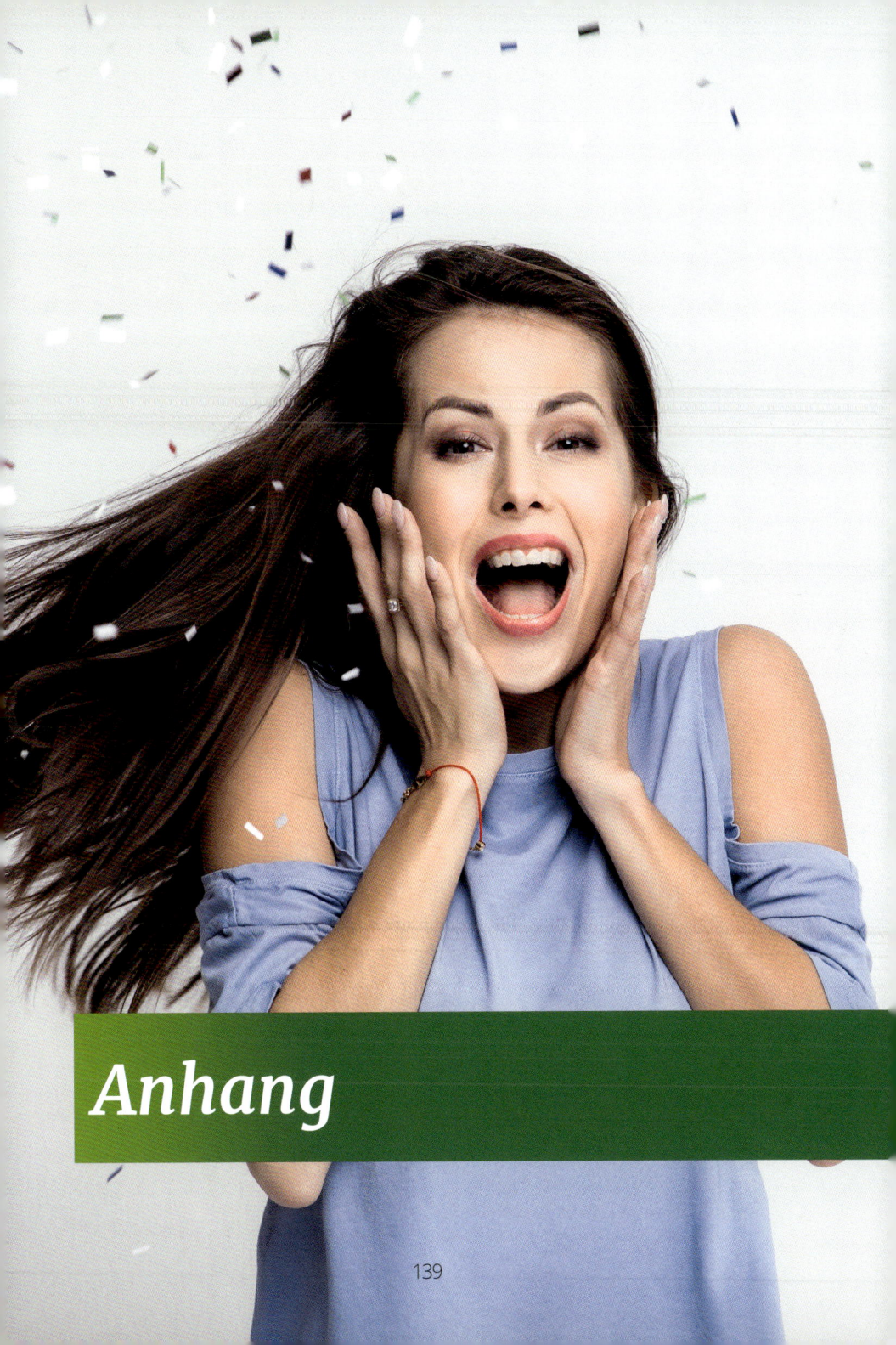

Anhang

ANHANG

Die Energiedichte

Jeder Mensch kann pro Tag nur ein begrenztes Nahrungsvolumen zu sich nehmen. Daher ist es entscheidend zu wissen, wieviel Energie in diesem Volumen enthalten ist. So enthalten 100 g Schokolade beispielsweise bereits über 500 Kilo-Kalorien (kcal), während 100 g Gurke nur 10 kcal enthalten. Wer also einen Energieumsatz von 1500 kcal pro Tag hat, könnte theoretisch bereits mit 3 Tafeln Schokolade diesen Energiebedarf komplett decken, während er es kaum schaffen würde, 15 kg Gurken an einem Tag zu essen.

Die Energiedichte (ED) ist daher bei der Frage des Zunehmens und Abnehmens eine entscheidende Größe, denn sie sagt aus, wieviele Kalorien pro Gramm in einem Lebensmittel enthalten sind.

Wie kann Ihnen dieser Kalender helfen?

Einfach gewünschtes Lebensmittel aussuchen und an den Farben erkennen, wie hoch die Energiedichte ist:

☐ Zum Sattessen geeignet (Energiedichte bis 1,5 kcal/Gramm)

🟧 mit Augenmaß essen & zum Sattwerden mit »grünen« Produkten ergänzen (Energiedichte bis 1,6 – 2,4 kcal/Gramm)

🟥 in kleinen Portionen okay, immer mit grünen Portionen ergänzen (Energiedichte ab 2,5 kcal/Gramm)

❗ **Säfte, Limos, Alkoholika** haben eine Sonderrolle: Nach der ED sind sie super, aber sie machen nicht satt und liefern viele Kalorien – deshalb sind sie rot. Smoothies und Joghurtdrinks sättigen besser, daher orange – sofern fettarm und ungezuckert.

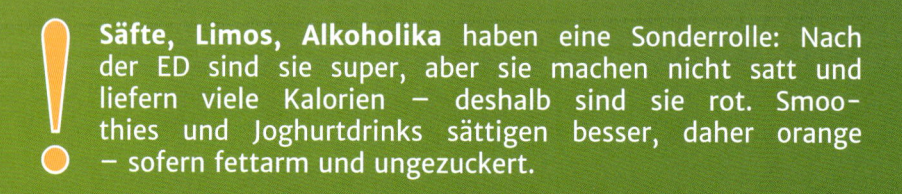

ANHANG

Milch & Sojaprodukte	ED
Bergkäse	3,9
Buttermilch	0,4
Blauschimmelkäse	4,1
Camembert	2,0
Creme fraiche	3,0
Edamer	3,5
Feta	1,7
Frischkäse light	1,0
Frischkäse 70 % Fett	2,5
Gorgonzola	3,3
Gouda	2,5
Harzer Käse	1,1
Halloumi	2,9
Joghurt 1,5 % Fett	0,6
Leerdamer light	2,5
Magerquark	0,8
Mascarpone	4,1
Milch	0,7
Mozzarella	2,5
Ofenkäse	3,5
Quark	1,1
Parmesankäse	3,9
Sahne 30 % Fett	2,9
Sauerrahm	1,3
Schmand 24 % Fett	2,3
Skyr	0,6
Sojajoghurt	0,5
Tofu	1,1
Ziegenkäse	3,2

Gemüse	ED
Aubergine	0,2
Butternutkürbis	0,4
Erbsen	0,8
Fenchel	0,3
Bohnen	0,3
Grünkohl	0,4
Gurke	0,1
Hokkaidokürbis	0,6
Karotten	0,3
Kohlgemüse (Blumen-, Rosen-, Rot-, Spitz-, Weißkohl, Brokkoli)	0,3
Lauch	0,3
Muskatkürbis	0,2
Oliven	1,4
Paprika	0,4
Radieschen	0,2
Rote Beete	0,4
Salat	0,1
Schwarzwurzel	0,2
Sellerie	0,2
Sojasprossen	0,5
Spargel	0,2
Spinat	0,2
Tomate	0,2
Zucchini	0,3

ANHANG

Obst	ED
Ananas	0,5
Apfel	0,5
Aprikose	0,4
Avocado	2,2
Banane	1,0
Birne	0,6
Brombeeren	0,5
Datteln	2,8
Himbeeren	0,4
Johannisbeeren	0,4
Feige	0,6
Granatapfel	0,8
Kaki	0,5
Kirschen	0,6
Kiwi	0,5
Mango	0,6
Nektarine	0,6
Papaya	0,1
Pfirsich	0,4
Pflaumen	0,5
Stachelbeeren	0,4
Trauben	0,7
Wassermelone	0,4
Zitrusfrüchte (Orange, Clementine, Pomelo Grapefruit, Mandarine)	0,5

Süßes & Knabberein	ED
Apfelkuchen	2,3
Apfelstrudel	2,0
Apfeltasche	2,9
Berliner, Krapfen	3-4
Dominosteine	3,9
Erdnüsse	5,9
Erdnussflips	5,3
Feige, getrocknet	2,5
Grießbrei (ohne Zucker)	1,3
Gummibärchen	3,4
Hefezopf	3,0
Kartoffelchips	5,5
Käsekuchen	2,6
Kräcker	4,9
Lebkuchen	4,4
Milcheis (z.B. Schoko)	2
Milchreis	1,2
Milchschnitte	4,2
Mousse au chocolat	3,2
Nussschnecke	4,3
Obstsalat	1,0
Rote Grütze	1,0
Sorbet	1,2
Tiramisu	3
Tortilla Chips	4,5
Zucker	4,1

ANHANG

Fleisch & Wurst	ED
Bratwurst	2,5
Dönerfleisch	2,4
Cevapcici	2,4
Frikadelle	2,4
Gans	3,4
Hackfleisch (mager)	1,1
Hähnchenbrust (mager)	1,1
Hähnchenkeule mit Haut, ohne Knochen	2,3
Hähnchen in Aspik	1,0
Kassler	1,3
Jagdwurst	2,1
Leberkäse	3,0
Leberwurst, Teewurst	3,1
Mettwurst	3,8
Mortadella	3,5
Paniertes Schnitzel	3,2
Putenschnitzel	1,1
Putenwurst	1,6
Rinderfilet	1,2
Salami (fettreduziert)	3,8
Schinken, gekocht	1,2
Schinken, geräuchert	1,5
Schweinefilet	1,1
Speck, fett	5,2
Weisswurst	2,6

Beilagen	ED
Gnocci	1,6
Kartoffelklöße	1,1
Kartoffeln	0,7
Kartoffelpüree	0,8
Kroketten (frittiert)	3,0
Nudeln (Vollkorn)	1,5
Pommes (Backofen)	2,0
Pommes (frittiert)	3,0
Reis (Vollkorn / Natur)	1,1
Rösti	1,6
Bratkartoffeln	1,7
Schupfnudeln	1,7
Spätzle	1,5

Öle, Fette, Ei	ED
Butter	7,4
Butter mit Joghurt	6,0
Halbfettmargarine	3,6
Eidotter	3,5
Eiklar	0,5
Margarine	7,1
Mayonnaise	7,1
Öle	8,8
Remoulade	6,4
Salatcreme	2,6
Salatmayonnaise	3,9

ANHANG

Essen unterwegs	ED
Backfisch	2,1
Chili con Carne	1,1
Currywurst mit Soße	3,3
Döner Kebap	1,6
Falafel	3,0
Griechischer Salat	0,7
Hamburger	2,9
Minestrone	0,8
Pizza	3,0
Rindersteak	1,5
Schnitzel paniert, mit Pommes	3,1
Spagetthi Bolognese	1,4
Sushi	1,6

Brot	ED
Bagel, natur	3,3
Baguette, Ciabatta	2,5
Croissant, natur	5,1
Eiweißbrot	2,6
Knäckebrot	3,6
Laugenbrötchen	2,8
Mehrkornbrötchen	2,3
Mischbrot	2,2
Fladenbrot	2,5
Roggenbrötchen	2,2
Vollkornbrot	2,0
Weißmehlbrötchen	2,7
Weizentoast	2,6

Brotaufstriche	ED
Erdnusscreme	6,5
Honig	3,3
Konfitüre	2,6
Nuss-Nougat Creme	5,5
Pesto, grün	4,5
Pflaumenmus	2
Tomate-Basilikum Aufstrich	2,4
Tomatenmark	1,1
Zuckerrübensirup	2,9

Nüsse, Saaten	ED
Cashewkerne	5,7
Erdnüsse	5,9
Haselnüsse	6,5
Kokosnüsse	3,5
Kürbiskerne	5,6
Leinsamen	3,9
Mandeln	5,8
Sonnenblumenkerne	6,0
Walnüsse	6,7

ANHANG

Hülsenfrüchte, Getreide	ED
Ackerbohnen	1,3
Erbsen	0,9
Grünkern	1,0
Hirse	1,1
Kidneybohnen	3,0
Linsen	1,1
Mungobohnen	3,3
Polenta	0,7
Quinoa	1,5
Schwarze Bohnen	3,2
Tofu	1,1
Weizengrieß	0,8

Fisch	ED
Aal	2,6
Backfisch	2,1
Fischstäbchen	2,5
Forellenfilet	1,2
Lachs	1,3
Rollmops	1,6
Rotbarsch	1,1
Schellfisch	0,9
Thunfisch	1,9
Tintenfisch	0,7
Zander	1,1

Softdrinks	ED
Ananassaft	0,5
Apfelsaft	0,5
Apfelschorle	0,3
Apfelwein	0,6
Cappuccino	0,3
Cidre	0,5
Cola	0,6
Cola Light	0,0
Eistee	0,4
Eiweißshake mit Milch	2,0
Energydrink	0,5
Espresso	0,1
Früchtetee	0,0
Fruchtsaft	0,4
Gemüsesaft	0,3
Heiße Schokolade	0,7
Kräuterlikör	2,5
Kräutertee	0,0
Kaffee schwarz	0,0
Limonade	0,4
Mandel-& Hafermilch	0,2
Mineralwasser	0,0
Multivitaminsaft	0,5
Orangensaft	0,4
Wasser	0,0

Register

A

Abnehmen
    Crash-Diäten 19
    Diätprodukte 31
    Fehler 15
    Medikamente 34
Alternativen 79
Alternativen zum Essen 80
Apps 85
Aromen 91

B

Bauch 126
Bewegung 77
Beyoncé 99
Bitterstoffe 71
Bohnen 124
Brotsorten 55

C

Crash-Diäten 19

D

Demi Moore 101
Diätprodukte 31

E

Einkaufen 89
Energiedichte 21; 79; 140
Ernährungsprotokoll 95
Eva Mendes 108

F

Fehler beim Abnehmen 15
Fitnesstracker 85
flacher Bauch Siehe Bauch
Frühstücks-Ideen 25

G

Gemüsesuppe 63
Gwyneth Paltrow 106

H

Haferflocken 118
HEIDI KLUM 105
Hollywood-Ikonen 97
Hula Hoop 129

J

Jenny-Craig-Diät 102
Jessica Alba 104

K

Katie Perry 100
Kaugummi 59
KiOSlim Komplex 44
Kohlenhydrate 40; 115
Kraft der Zitrone 101

L

Linsen 116

N

Nährwerte 87

O

Obst 21
OMG-Diät 109

P

Plus-Size-Models 8
Protokoll 95

Q

Quinoa 122

R

Reese Witherspoon 107
Refigura
    Allergien 43
    Inhaltsstoffe 44
    KiOSlim Komplex 44
    Reduktion des Hungergefühls 41
    Schema 42
    Unverträglichkeiten 43
    Vergleich mit anderen Diät-Präparaten 44
    Vorteile 50
    Wirkung 39
Rezepte
    Abendessen 26
    Avocado 26
    Beeren-Bananen-Smoothie 119
    Birnen-Kokos-Porridge 119
    Bunter Linsensalat 117
    Frozen-Joghurt 26
    Frühstück 25
    Gemüsepfanne 26
    Gemüsesticks 26
    Glasnudeln mit Linsen 26; 117
    Green-Smoothie 25
    Haferbrei 25
    Hühnchen-Chili 26; 125
    Inka-Salat 26; 123
    Knabberei 26
    Kürbis-Möhrensuppe 26
    Lobiya 125
    Maiswaffeln 26
    Mandeln 26
    Mittagessen 26
    Ofenratatouille 26
    Popcorn 26
    Quinoa-Crêpes 123
    Salat 26
    Snacks 26
    Spanisches Rührei 25
    Süßkartoffel-Kumpir 121
    Süßkartoffeln mit Kichererbsen und Ziegenkäse 121
    Tomaten-Zucchini-Suppe 26
    Trockenfrüchte 26
    Vollkornknäckebrot 25
    Vollkornmüsli 25
    Wasser mit Geschmack 69

S

Schlankheitstag 67
Schlemmertag 65
Schokoladenkunde 71
Sit-up 131
Sport 33; 126
Sportarten 83
Stress 75
Süßkartoffeln 120

T

trinken 29

V

Vollkorn 55

W

Wasser 69

Z

Zartbitter 71
Zitrone 101
Zuckerersatzstoffe 31

Impressum

2018 © Berlin
Alle Rechte vorbehalten. Nachdruck, auch Auszugsweise, sowie Verbreitung durch Film, Fernsehen, Funk und Internet, durch fotomechanische Wiedergabe, Tonträger und Datenverarbeitungssysteme jeder Art nur mit schriftlicher Genehmigung des Autors.

Autor:	Gerd Tolle
Redaktion:	Gerd Tolle
	Lara Kleiner
	Kornelia Santoro

Design, Konzept, Layout & Umschlag: Lara Kleiner

ISBN: 978-3-00-059676-6
Auflage: 1 – 05/2018
NR: W100000BU01

Umwelthinweis:
Um Rohstoffe zu sparen, haben wir auf eine Folienverpackung verzichtet.

Wichtiger Hinweis:
Die Anregungen in diesem Buch sind nach bestem Wissen erstellt, recherchiert und mit größtmöglicher Sorgfalt überprüft worden. Sie bieten keinen Ersatz für medizinischen Rat. Jeder Leser ist für sein eigenes Tun und Lassen selbst verantwortlich. Der Autor kann für eventuelle Nachteile oder Schäden, die aus dem Buch stammen, keine Haftung übernehmen. Der Autor vertritt seine unabhängige Meinung in diesem Buch zum Produkt Refigura.

Grafiken: Lara Kleiner
freepik, flaticon, istock

Fotos:
3 – contrastwerkstatt, ademka · 4 – contrastwerkstatt, Jacob Wackerhausen, · 6 – Astarot, kite__rin · 14 – GrapeImages · 16 – VadimGuzhva · 18 – AnaBGD · 20 – marilyn barbone · 22 – chee siong teh · 25 – Povareshka · 26 – fcafotodigital, Povareshka, trainman111 · 28 – yellowj · 30 – pressmaster · 32 – mheim3011 · 34 – Kenishirotie · 37 – contrastwerkstatt, Heilpflanzenwohl · 50 – Heilpflanzenwohl · 54 – ji__images · 56 – Bartosz Luczak · 58 – 5second · 60 – DeanDrobot · 62 – margouillatphotos · Seite 64 – SIphotography · 66 – erikreis · 68 – danilovi · 70 – DonatellaTandelli · 72 – olgakr · 74 – Neustockimages · S. 76 – filadendron · 78 – picalotta · 80 – rimglow, deepblue4you, Eivaisla, OksanaKiian · 81 – margouillatphotos, IngaNielsen, PeterHermesFurian, Magone, Arxont · 82 – 4FR · 84 – MartinPrescott · 86 – EdnaM · 88 – Christian Horz · 90 – PeopleImages · 92 – TommL · 96 – inarik · 98 – Aamulya · 99 – spastonov · 100 – gbh007 · 101 – Jenifoto · 103 – Jacek Chabraszewski · 104 – emuck · 105 – kucherav · 106 – womue · 107 – milanfoto · 108 – Kurhan · 109 – Sofia Zhuravetc · 113 – digihelion · 115 – Creative-Family · 116 – nata__vkusidey · 118 – Rocky89 · 120 – nata__vkusidey · 122 – Bartosz Luczak · 124 – vertmedia · 127 – Masanyanka · 128 – HASLOO · 130 – Antonio__Diaz · 132 – 134 – blanaru